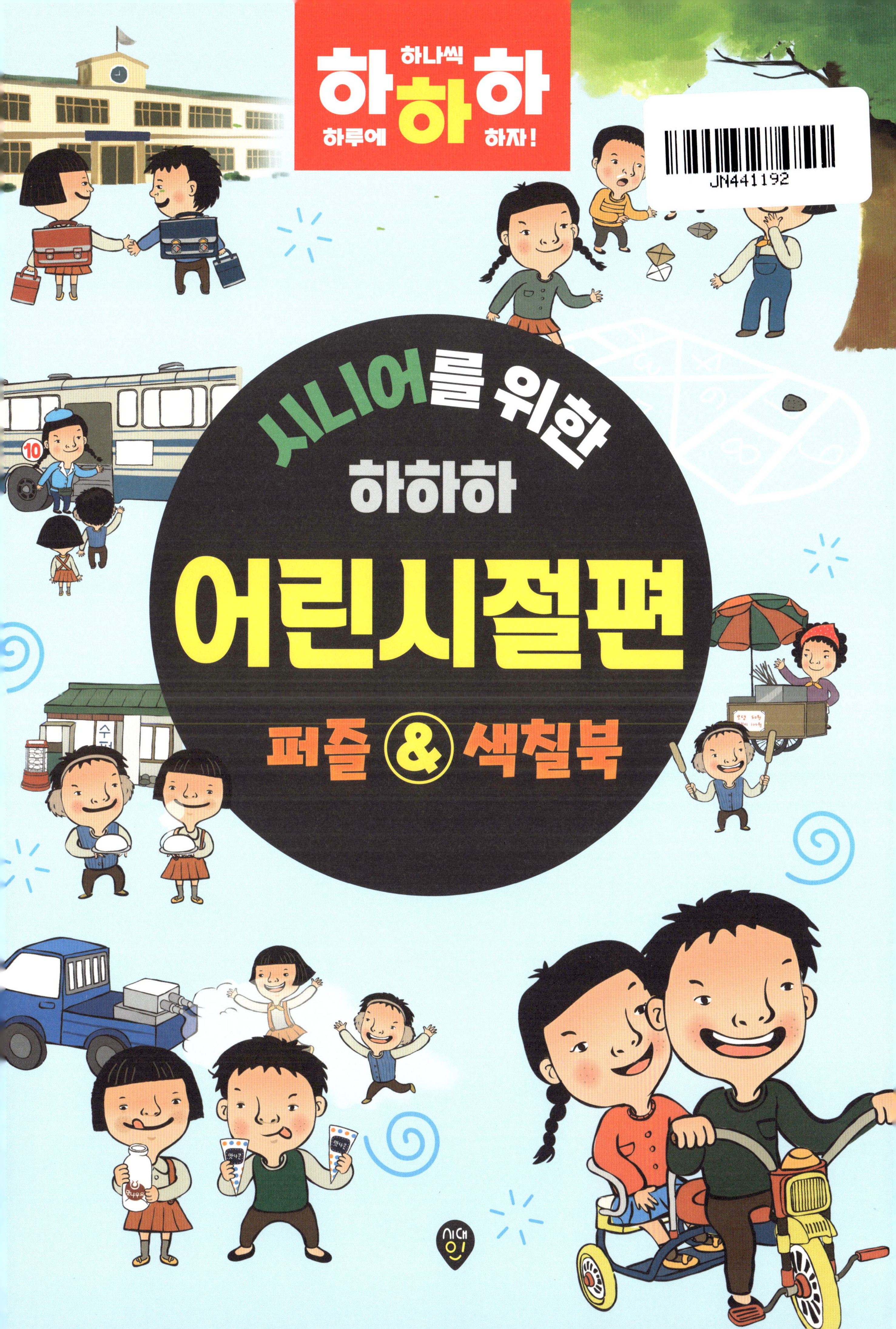
하나씩
하하하
하루에 하자!
JN441192
시니어를 위한
하하하
어린시절편
퍼즐 & 색칠북
시대인

# 1 추억 떠올리기

색칠을 시작하기 전
어떤 그림인지 확인해 보세요.
그림과 함께 어린시절을 회상해 봅니다.

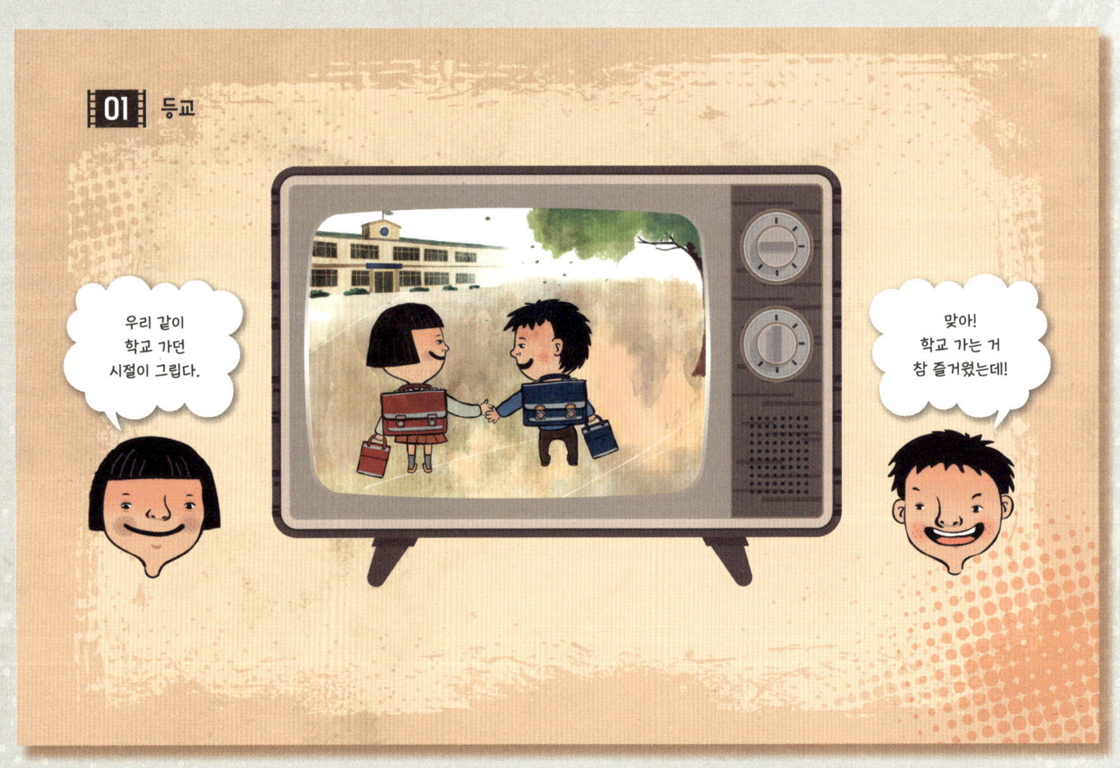

# 2 그림 색칠하기

앞서 본 그림과 똑같이 색칠해도 좋고
자유롭게 원하는 색으로 색칠해도 좋습니다.
나만의 그림을 완성해 보아요.

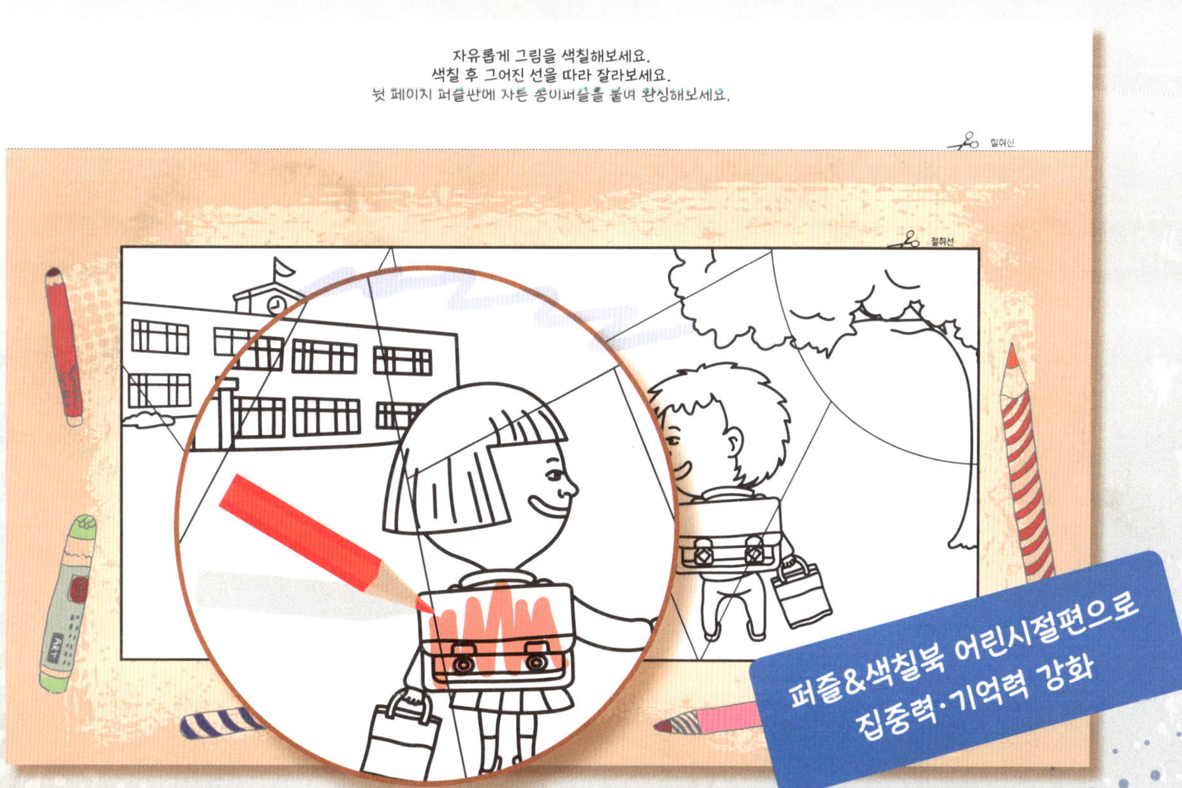

# 3 색칠한 그림 자르기

본격적으로 퍼즐놀이를 하기 위해
예쁘게 색칠한 그림을 준비해 주세요.
그림에 그어진 선을 따라 자르면 준비 완료!

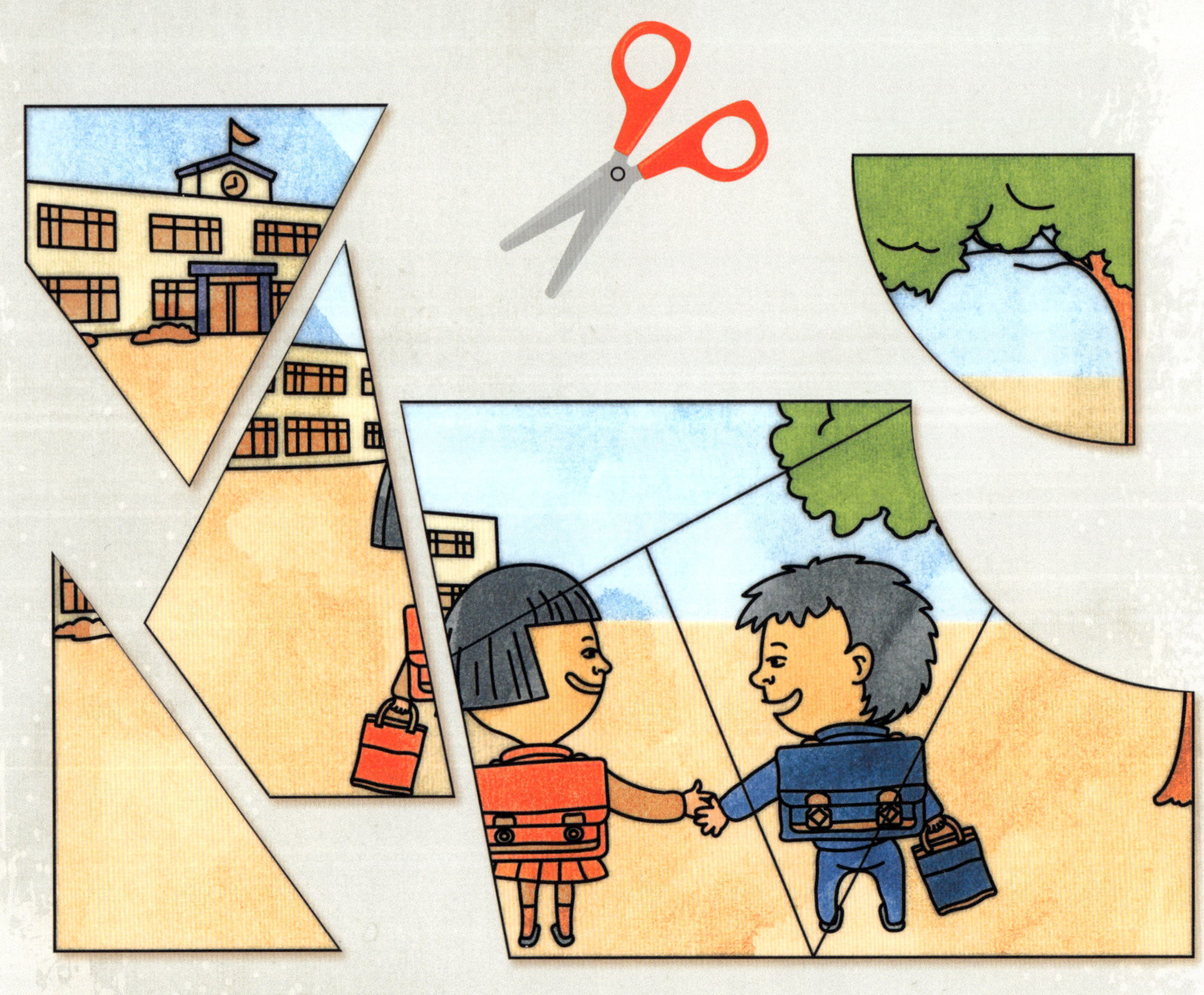

# 4 퍼즐 완성하기

선을 따라 자른 그림을
퍼즐판의 알맞은 위치에 붙여서
나만의 그림 액자를 완성해 보세요.
액자에 퍼즐을 붙인 후 절취선을 따라 자르면
나만의 작품이 탄생합니다.

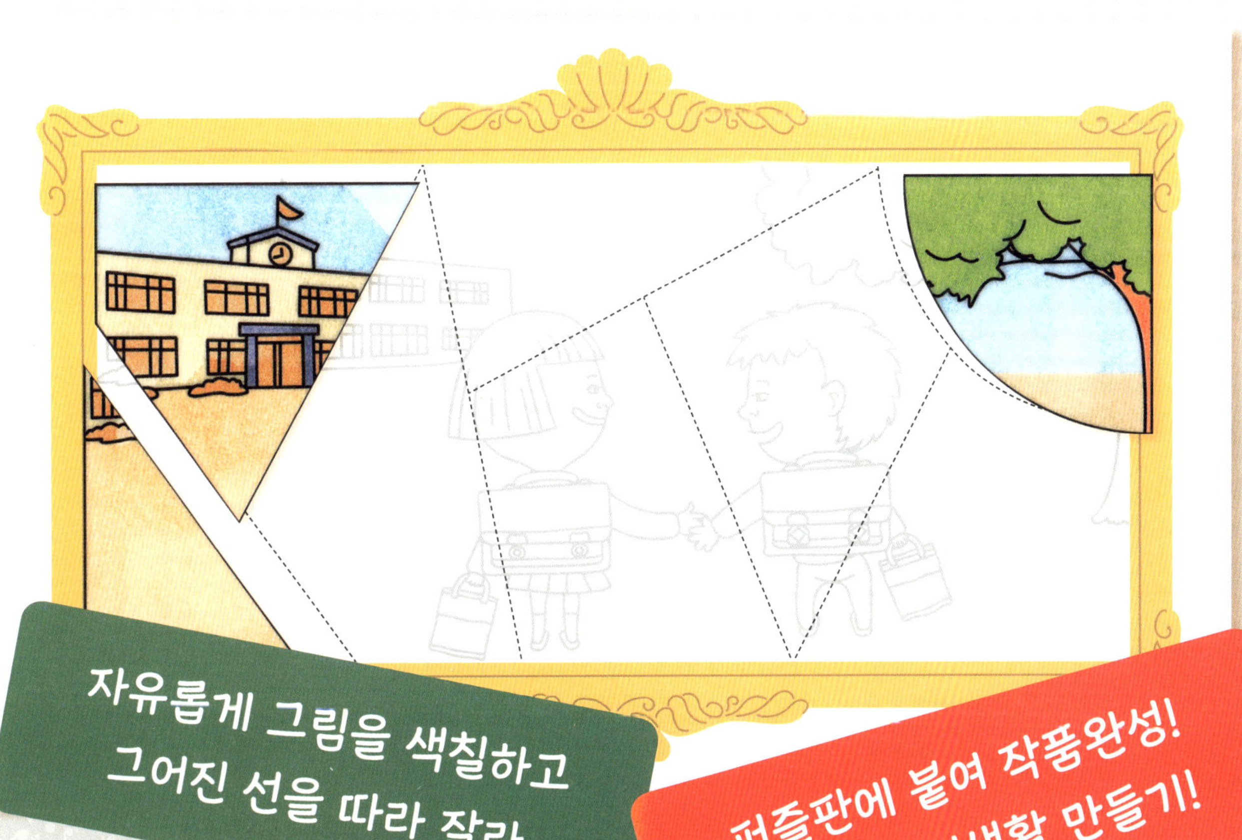

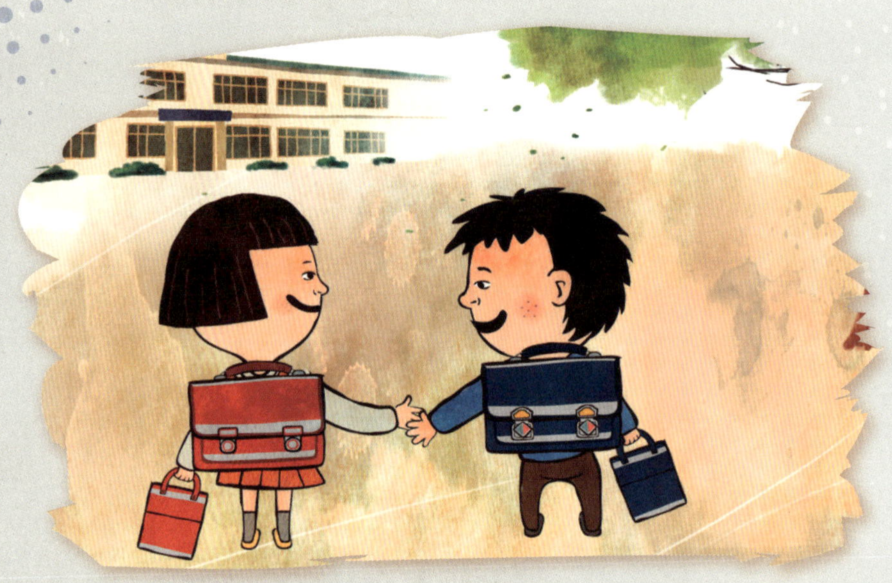



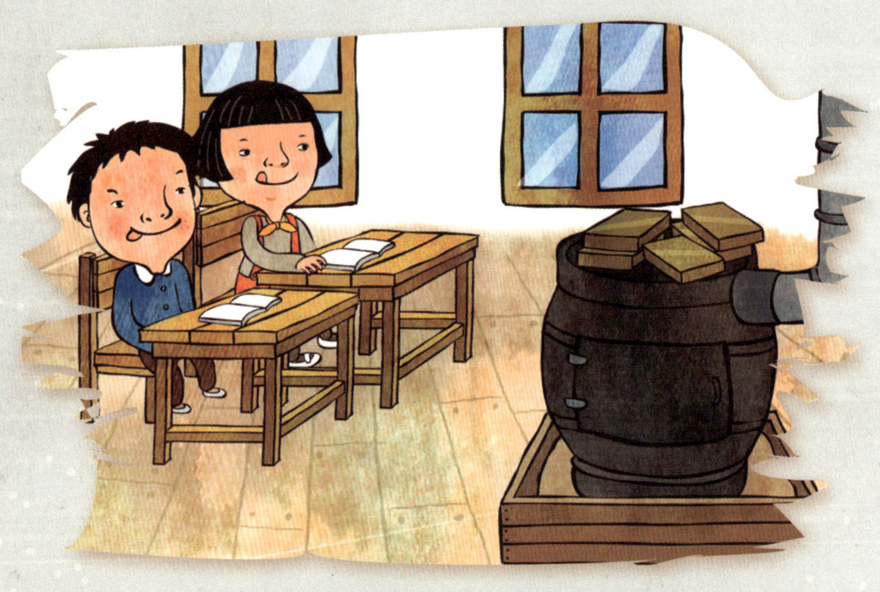

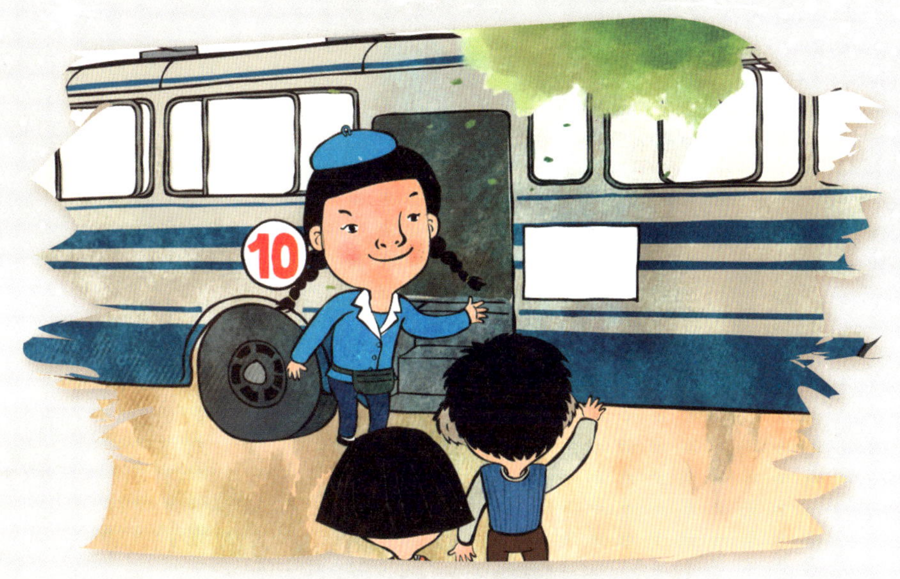


## 03 버스 안내양

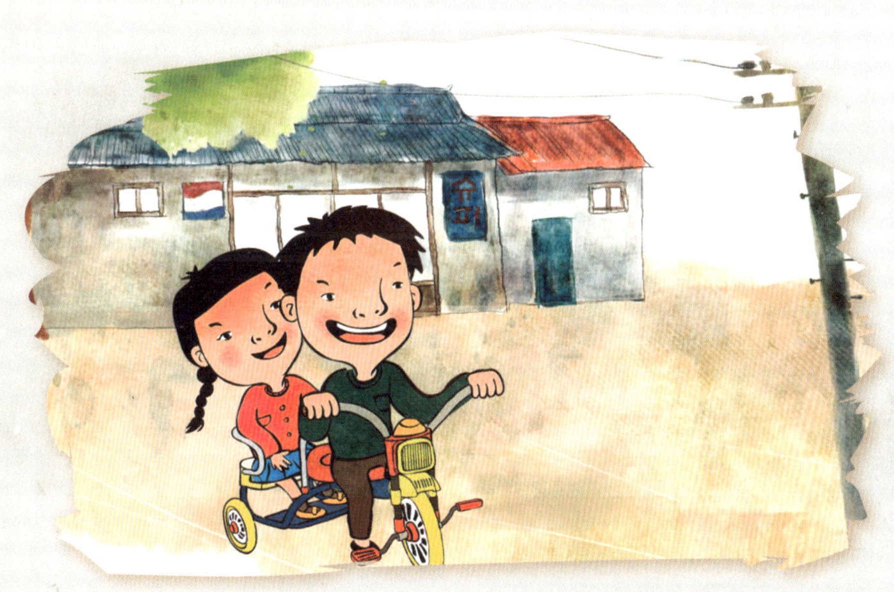

## 04 자전거

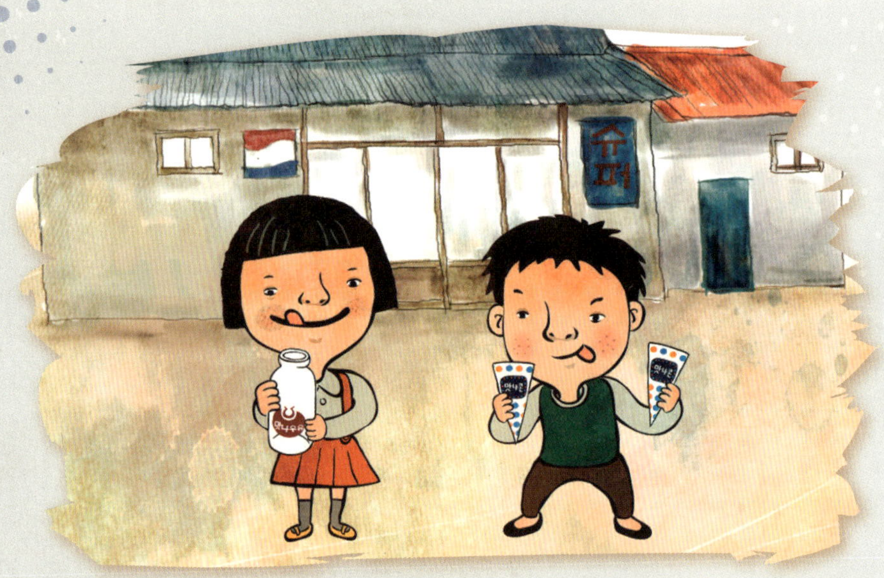
슈퍼



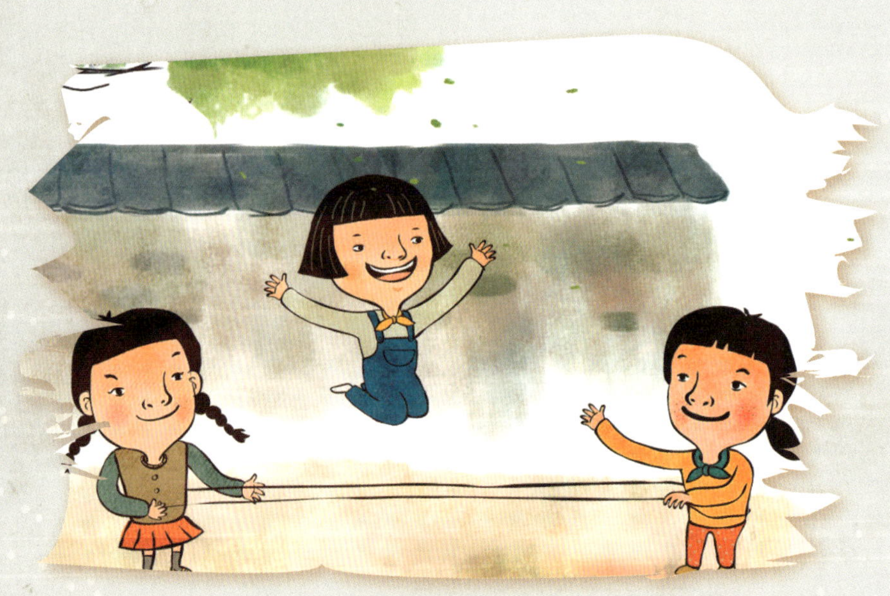

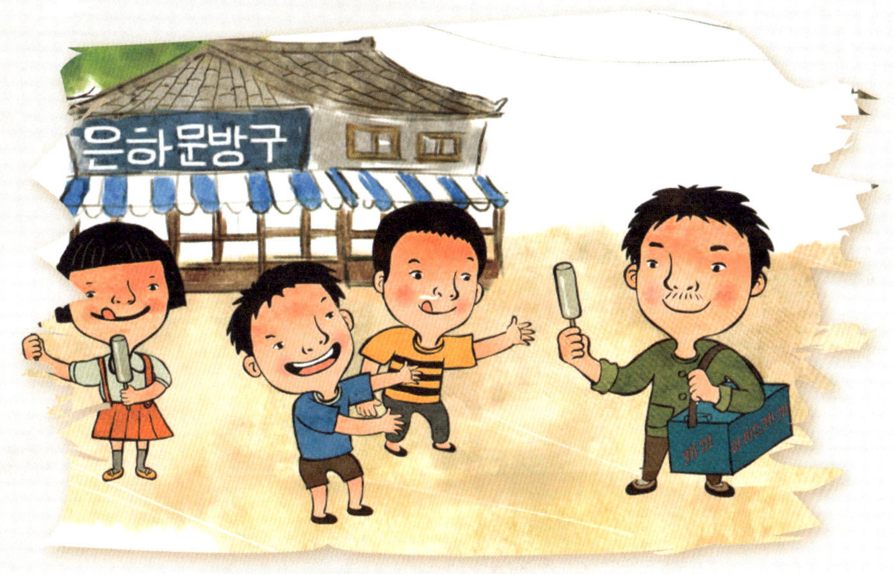


## 07 아이스께끼

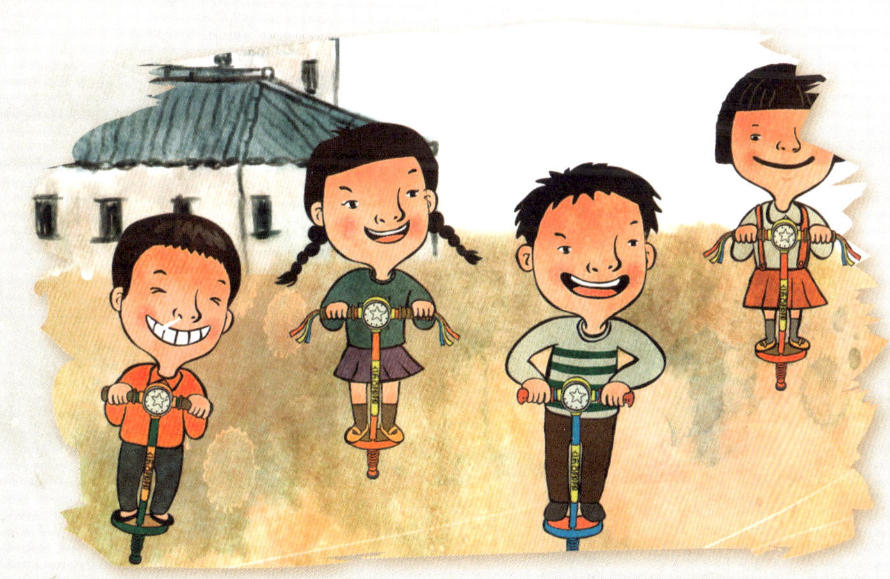

## 08 스카이콩콩

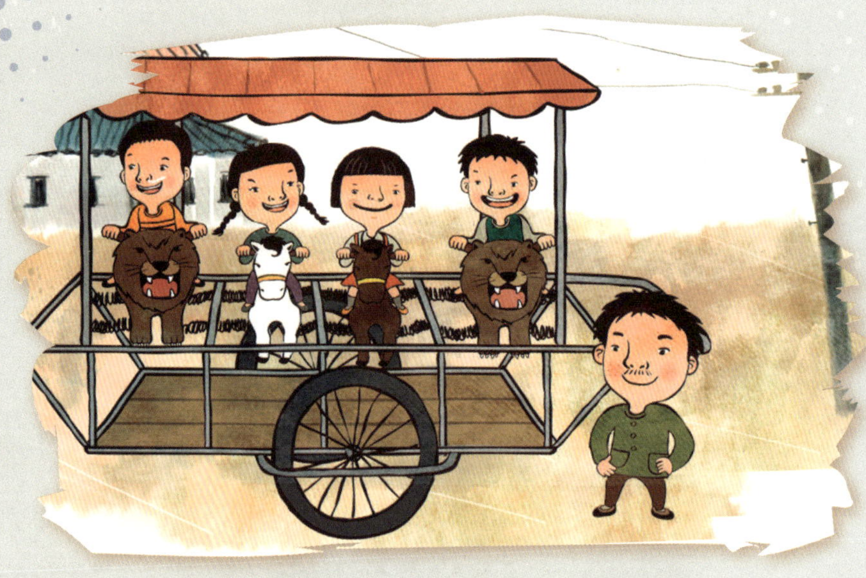



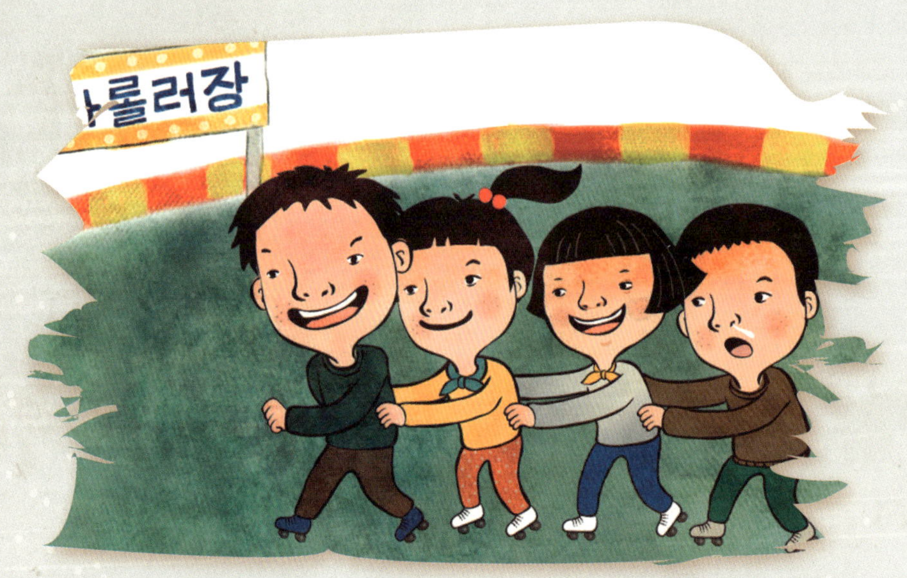
롤러장

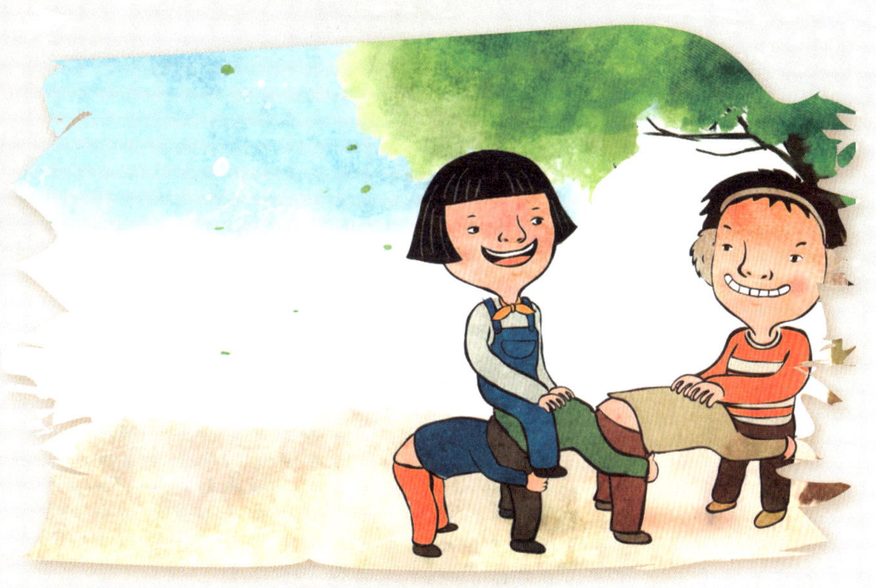

## 11 말뚝박기

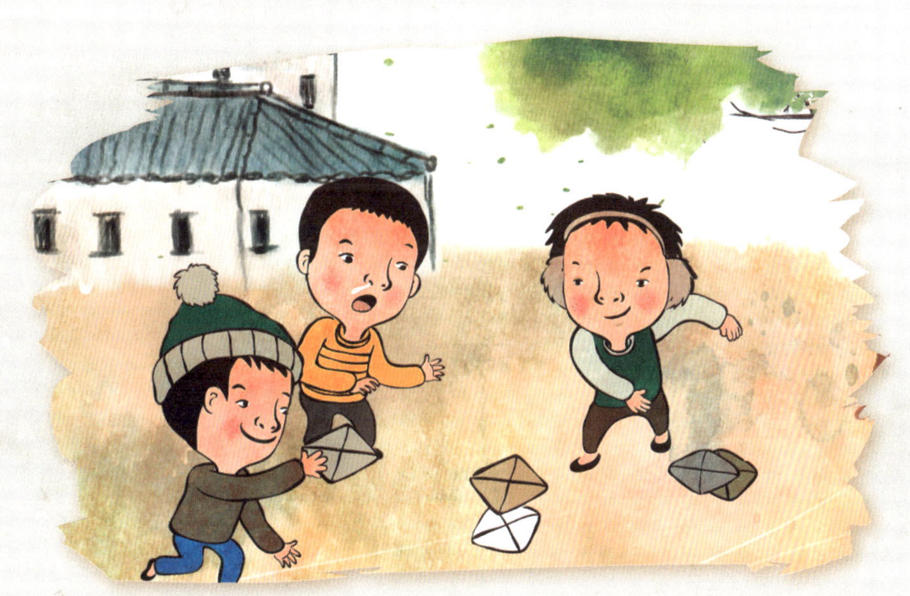

## 12 딱지치기

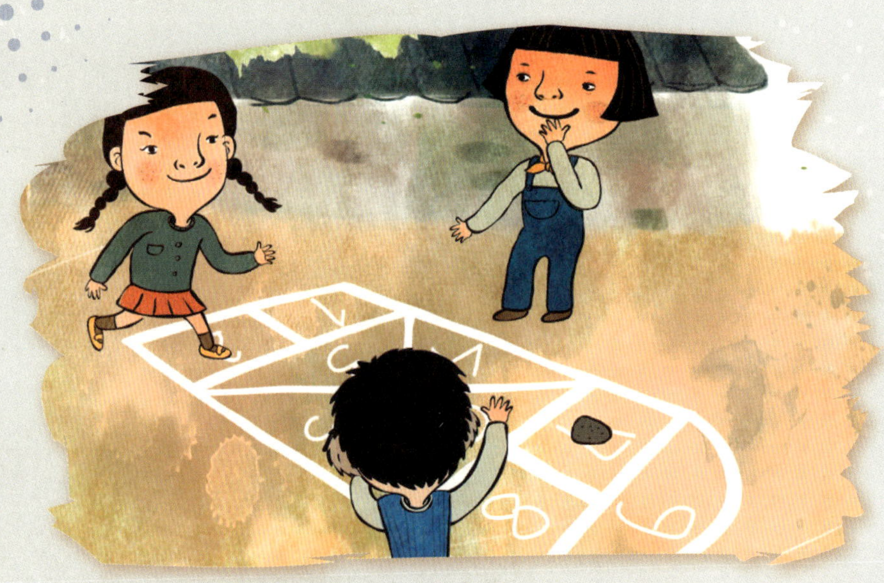



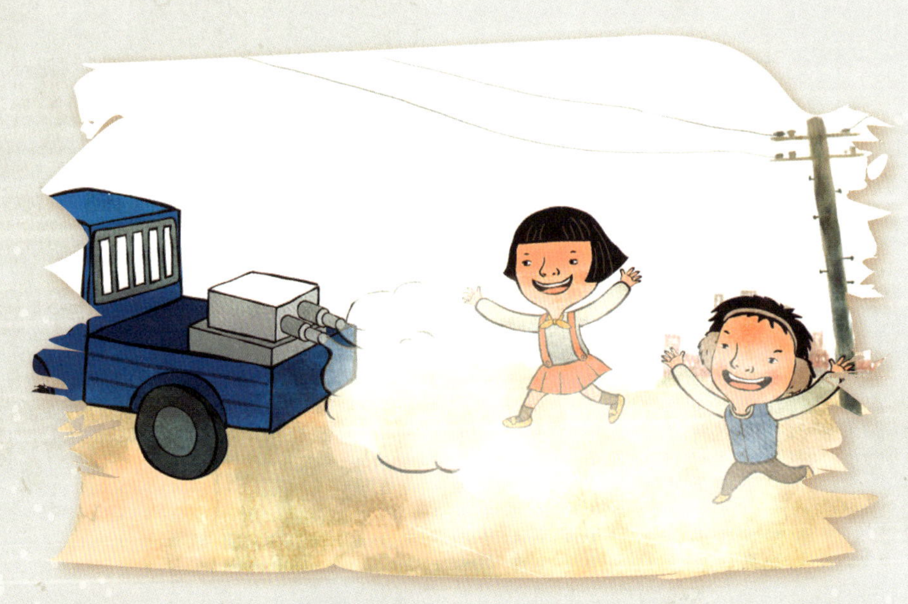

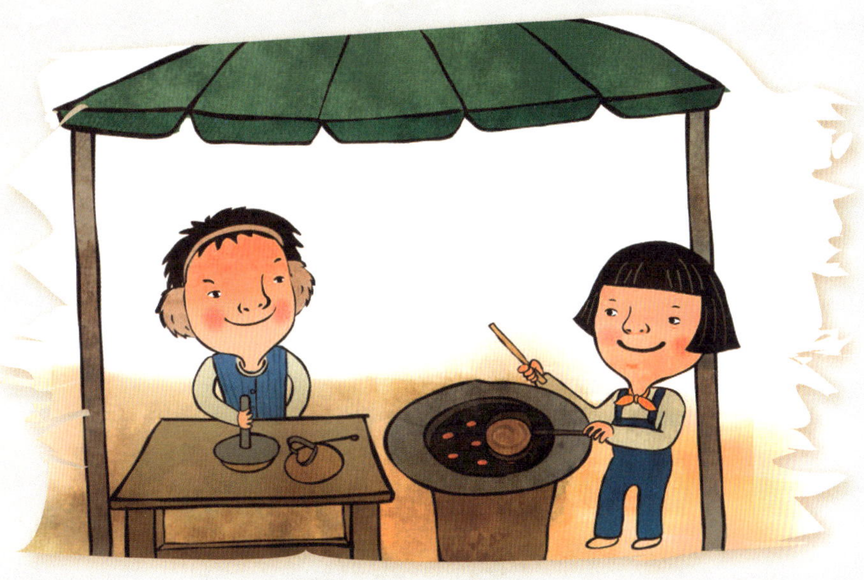

15 달고나

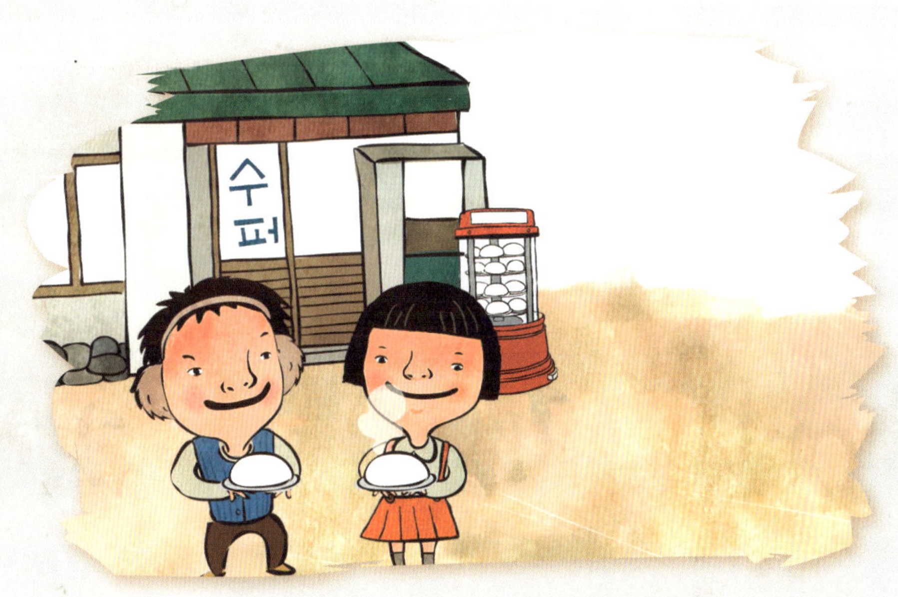


16 슈퍼(호빵)

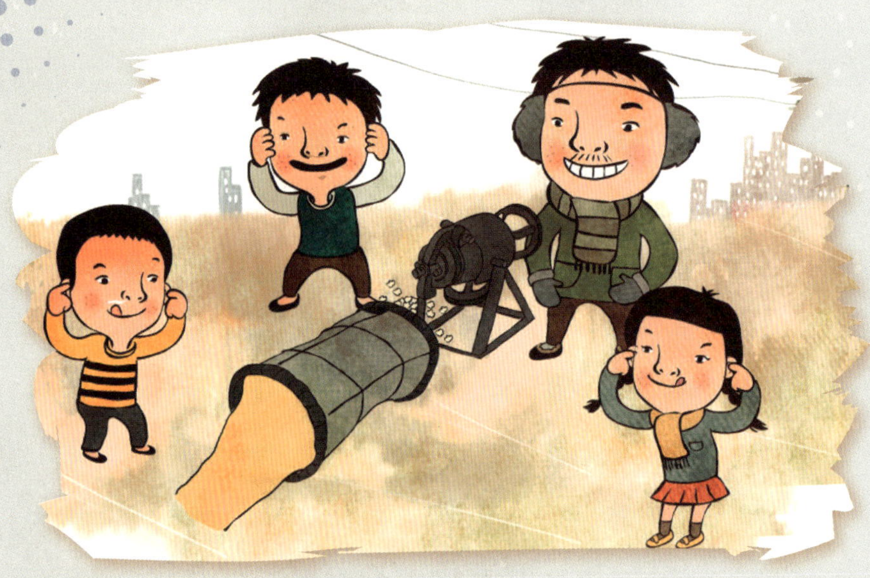



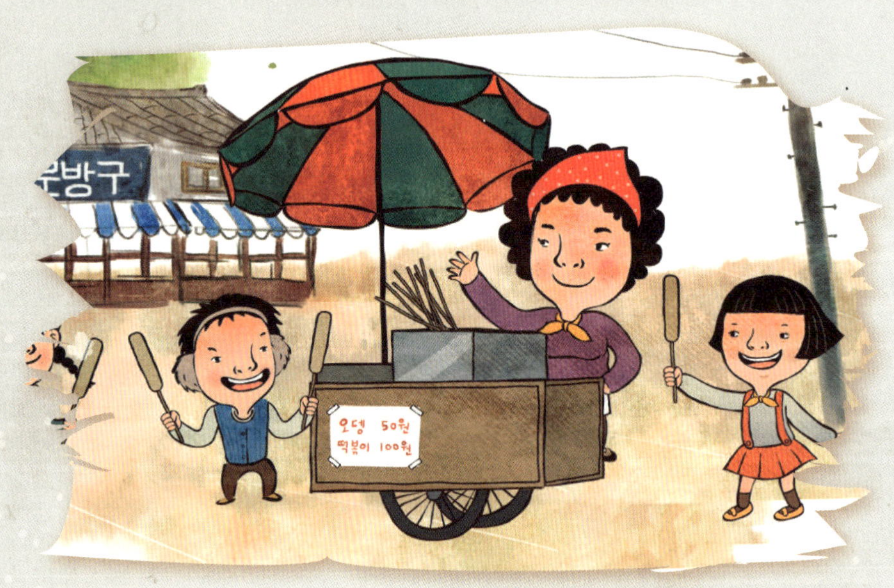
오뎅 50원
떡볶이 100원

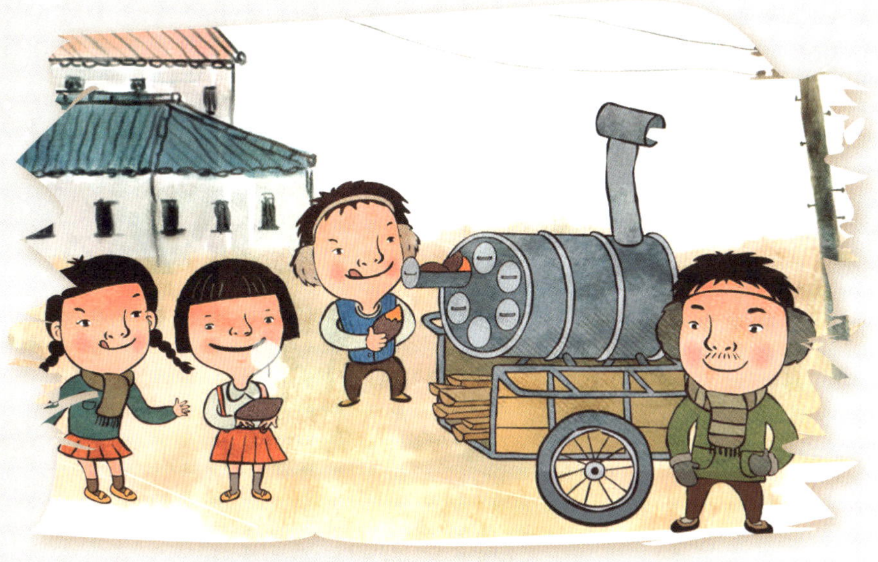

## 19 군고구마

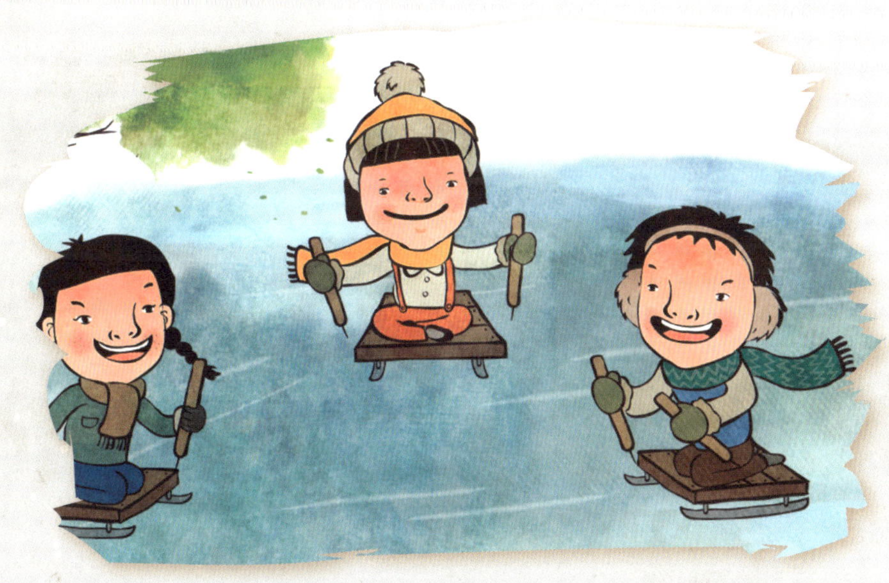

## 20 얼음썰매

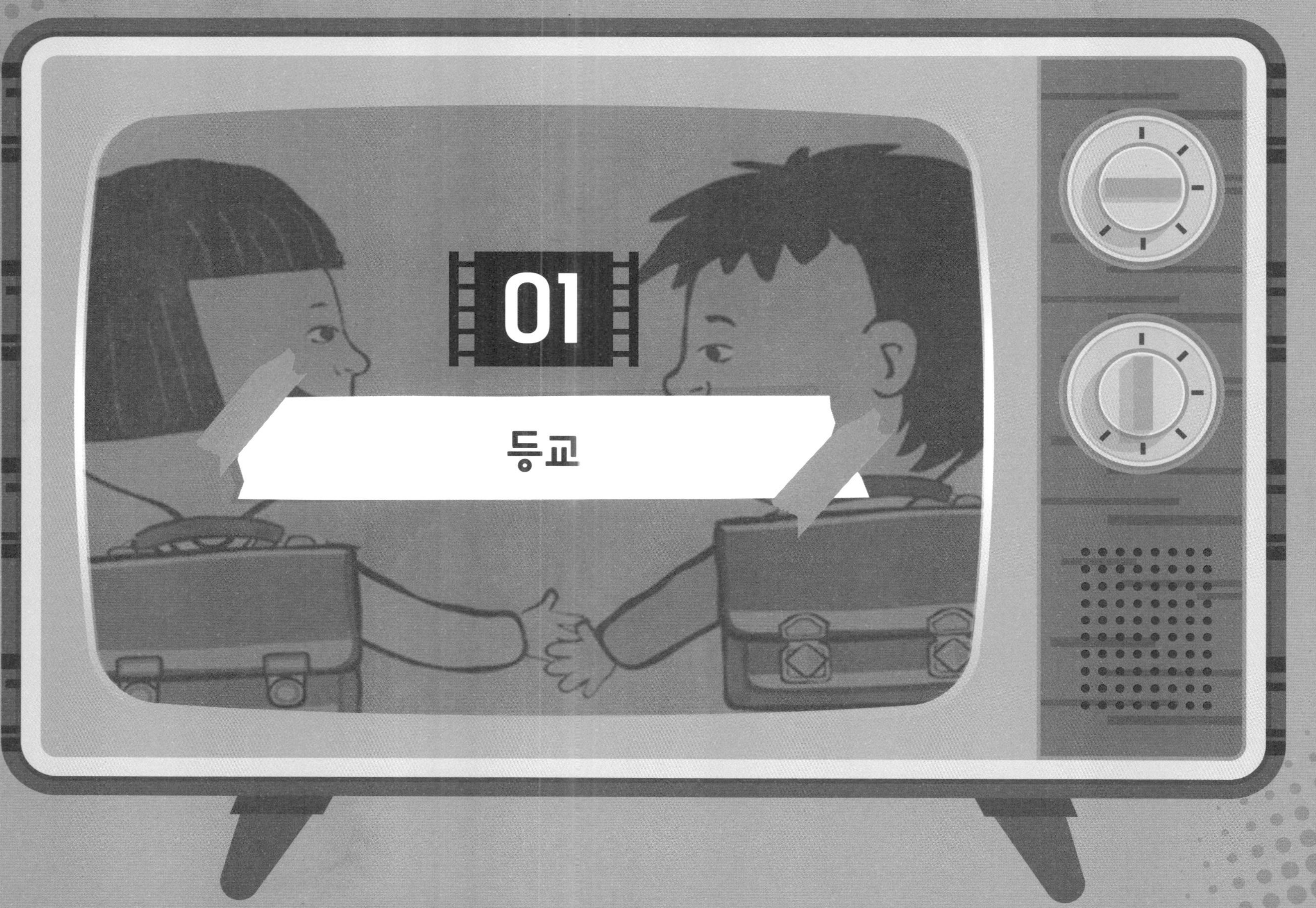
01
등교

## 01 등교

우리 같이
학교 가던
시절이 그립다.

맞아!
학교 가는 거
참 즐거웠는데!

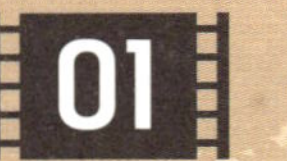

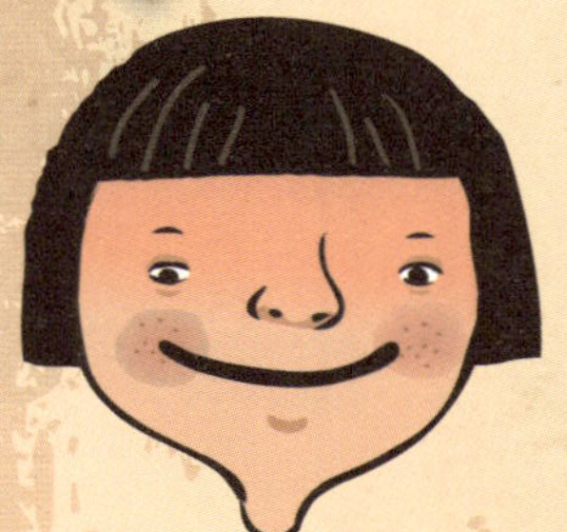

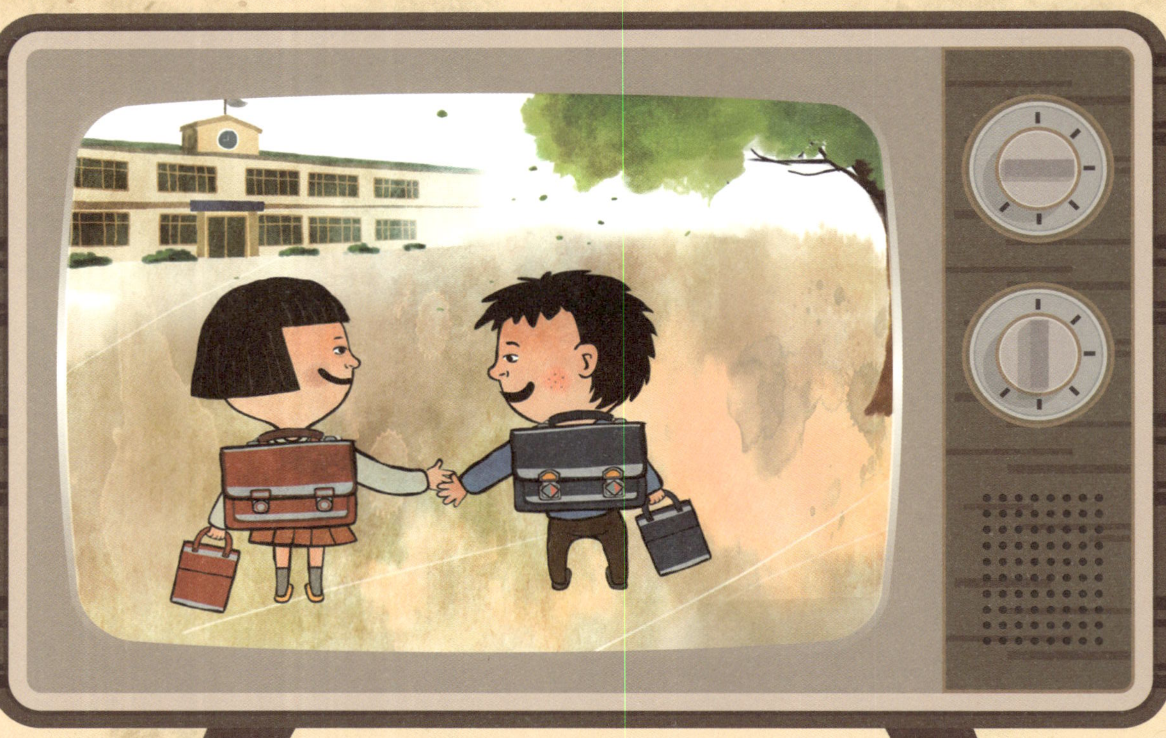

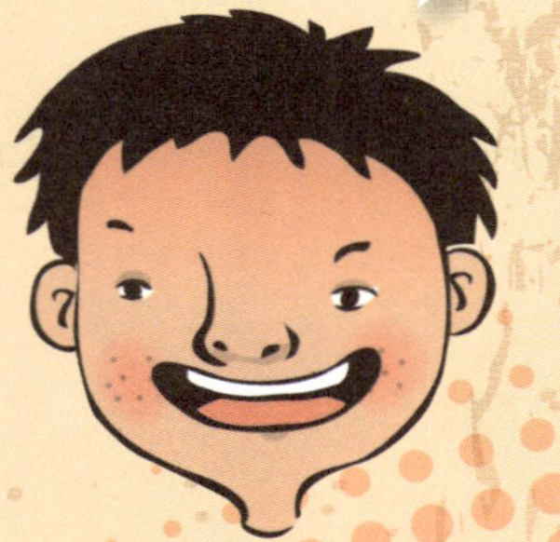

절취선

자유롭게 그림을 색칠해보세요.
색칠 후 그어진 선을 따라 잘라보세요.
뒷 페이지 퍼즐판에 자른 종이퍼즐을 붙여 완성해보세요.

절취선

절취선

선을 따라 자른 그림을 퍼즐판에 보이는 알맞은 모양에 붙여
종이퍼즐을 완성해보세요.

절취선

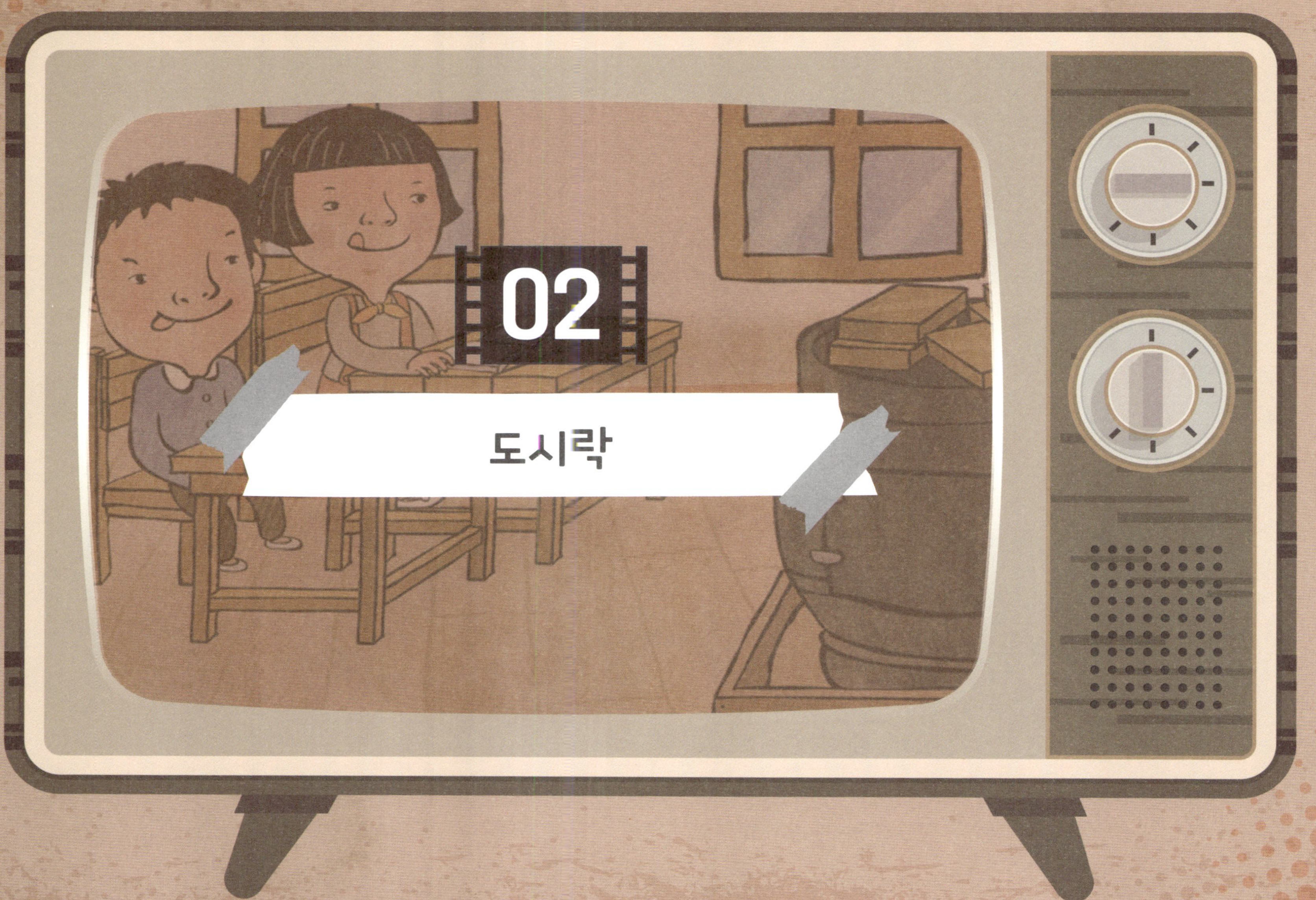
02
도시락

## 02 도시락

항상 밥 먹는 시간이
기다려졌어!

저 날은 무슨
반찬이었을까??

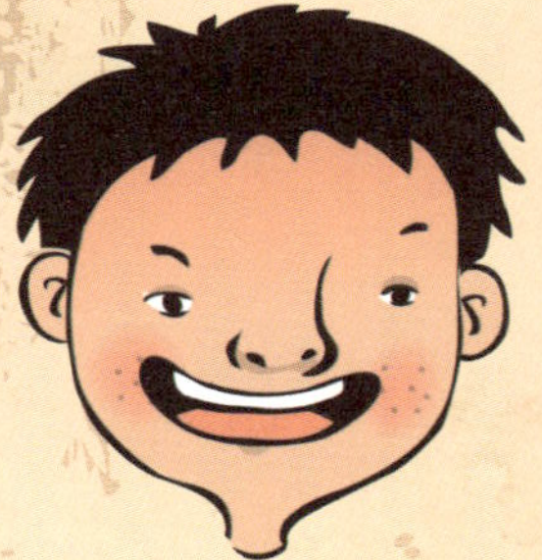

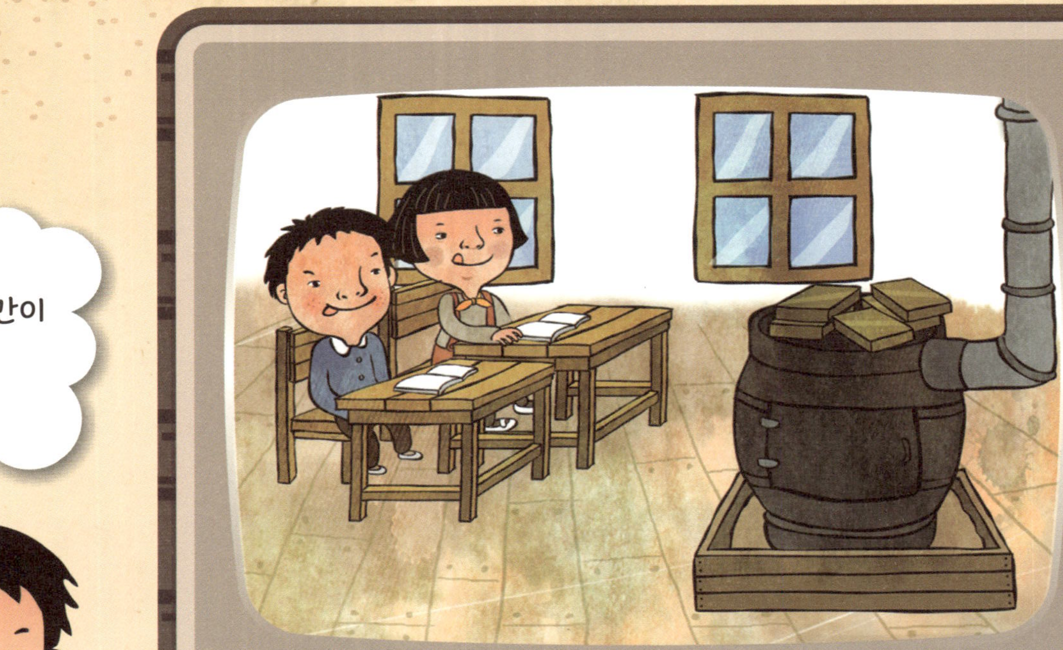

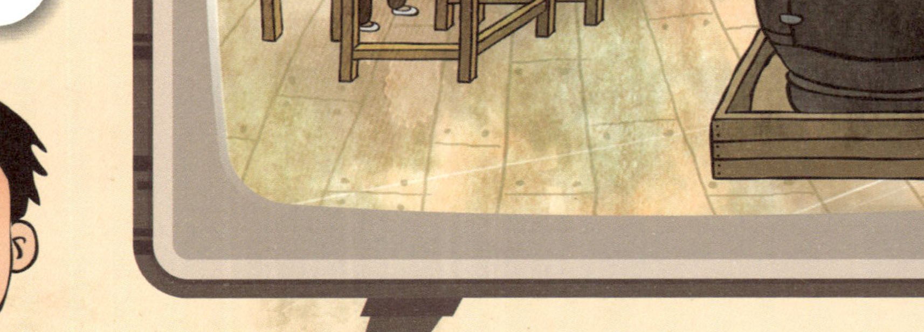

절취선

자유롭게 그림을 색칠해보세요.
색칠 후 그어진 선을 따라 잘라보세요.
뒷 페이지 퍼즐판에 자른 종이퍼즐을 붙여 완성해보세요.

절취선

절취선

ART

선을 따라 자른 그림을 퍼즐판에 보이는 알맞은 모양에 붙여 종이퍼즐을 완성해보세요.

절취선

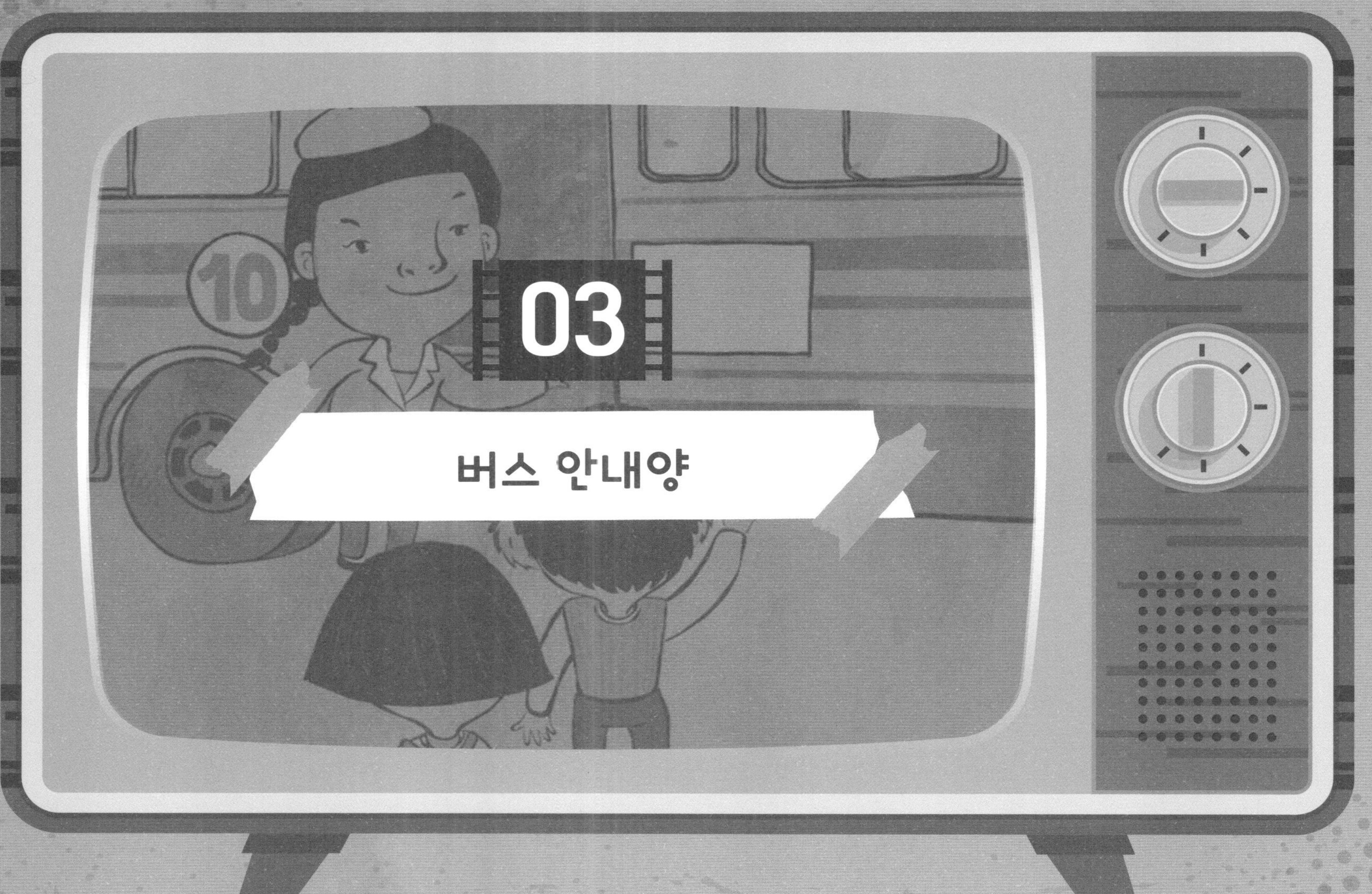
03
버스 안내양

# 03 버스 안내양

이때 참 제복이 멋있었는데! 다들 부러워했어!

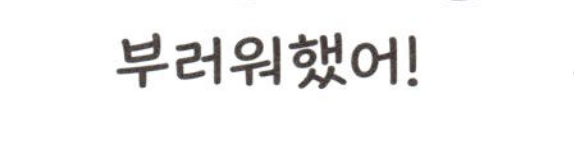

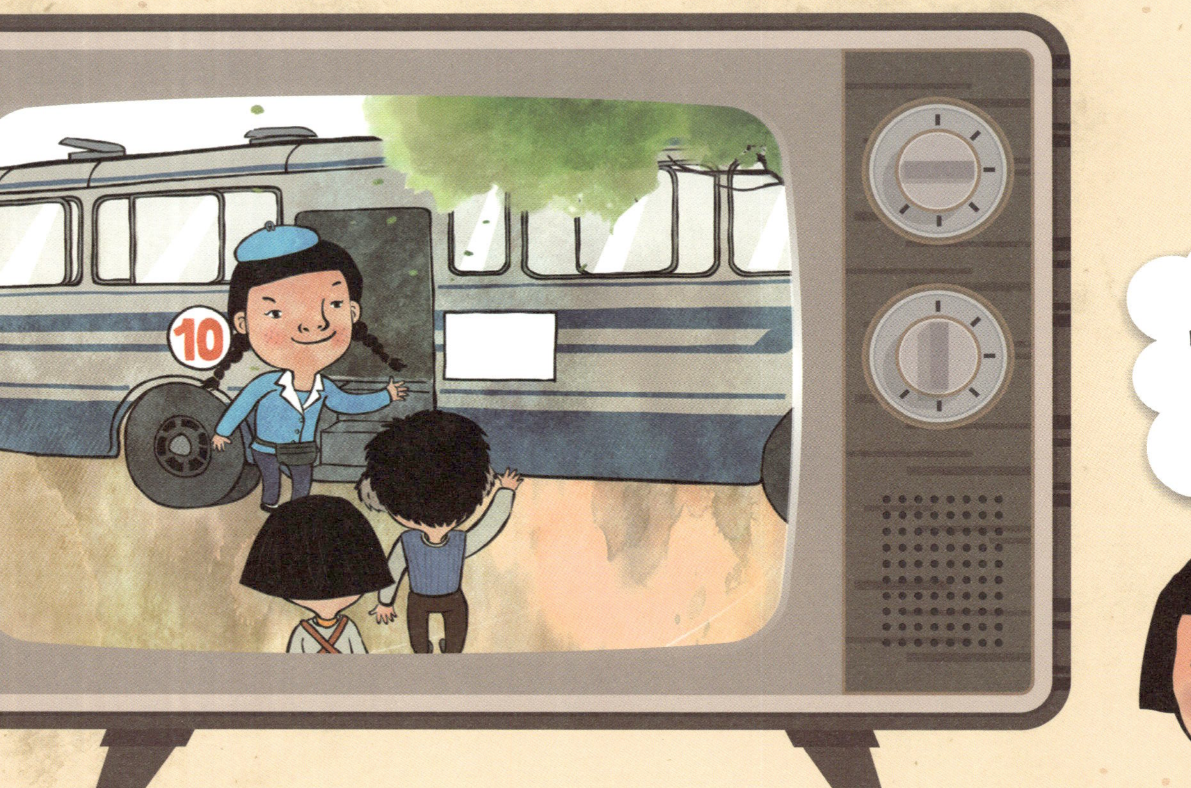


나도 버스 안내양이 되고 싶었어요!

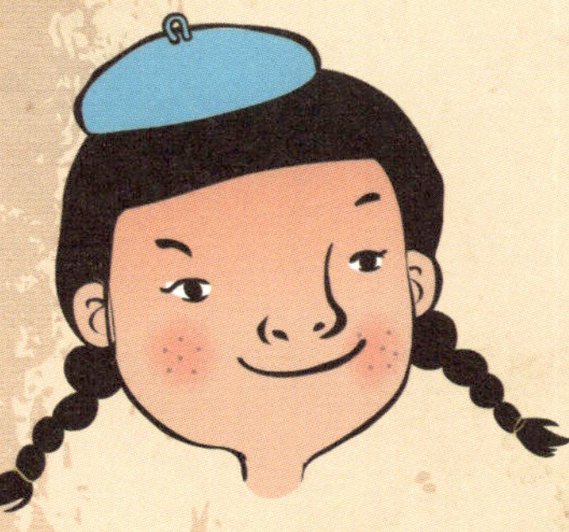

절취선

자유롭게 그림을 색칠해보세요.
색칠 후 그어진 선을 따라 잘라보세요.
뒷 페이지 퍼즐판에 자른 종이퍼즐을 붙여 완성해보세요.

절취선

절취선

선을 따라 자른 그림을 퍼즐판에 보이는 알맞은 모양에 붙여
종이퍼즐을 완성해보세요.

절취선

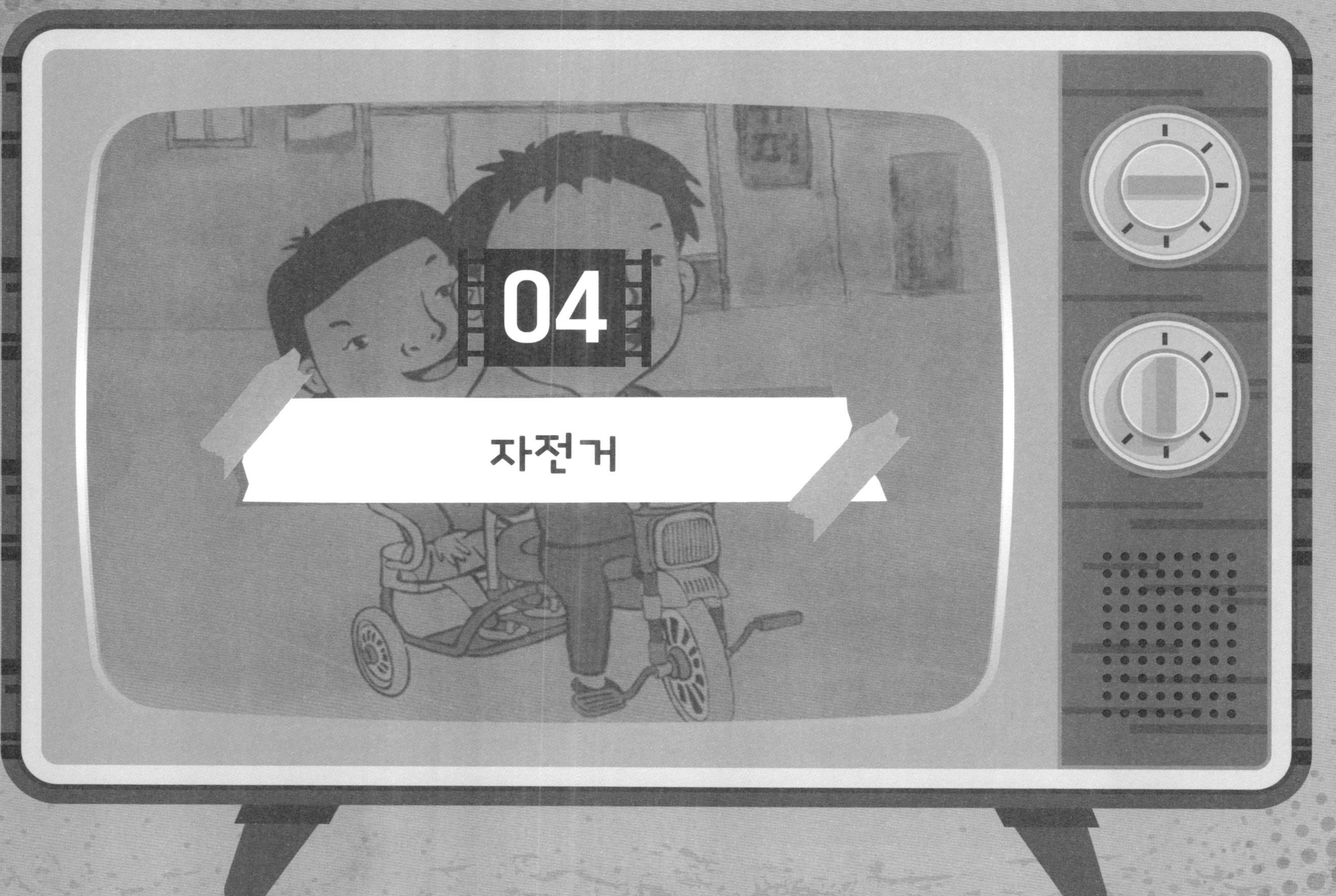

# 04 자전거

## 04 자전거

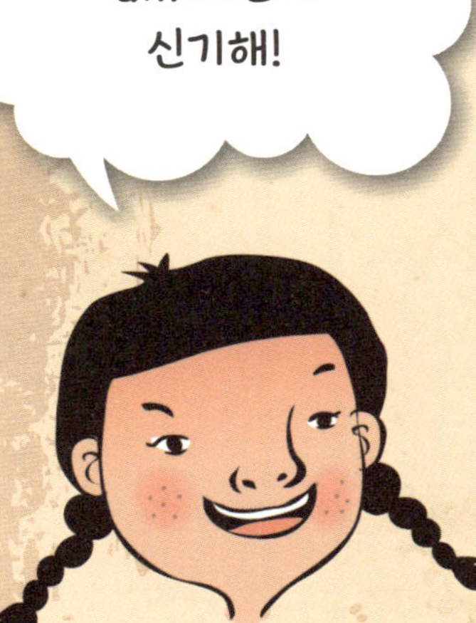


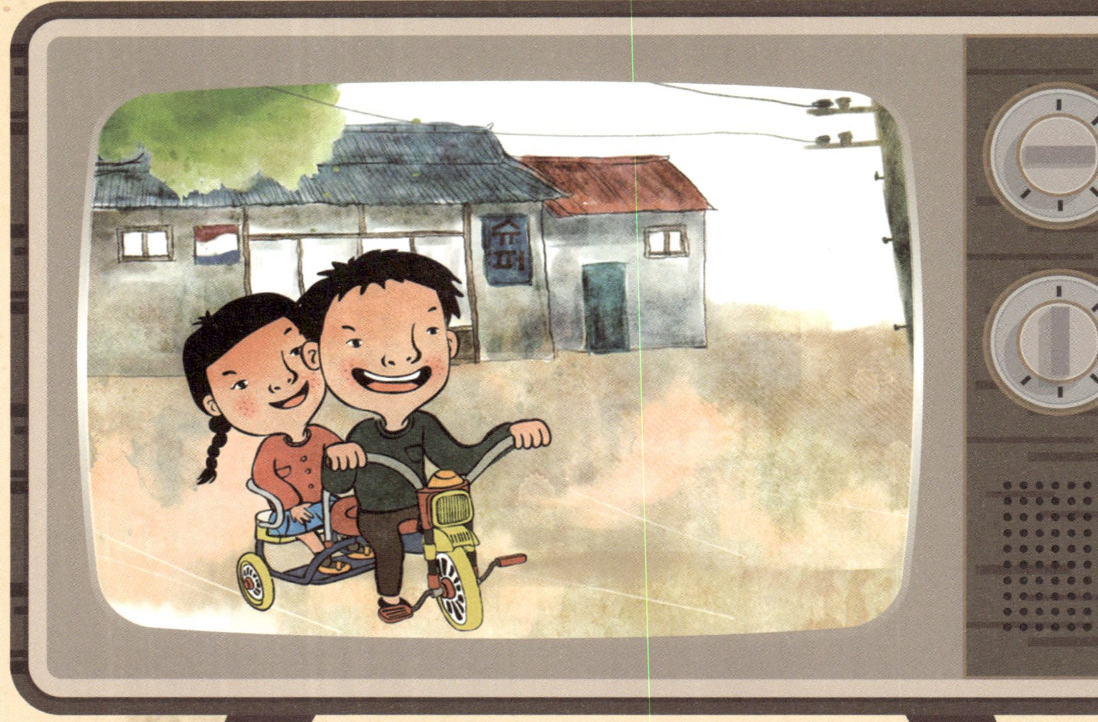


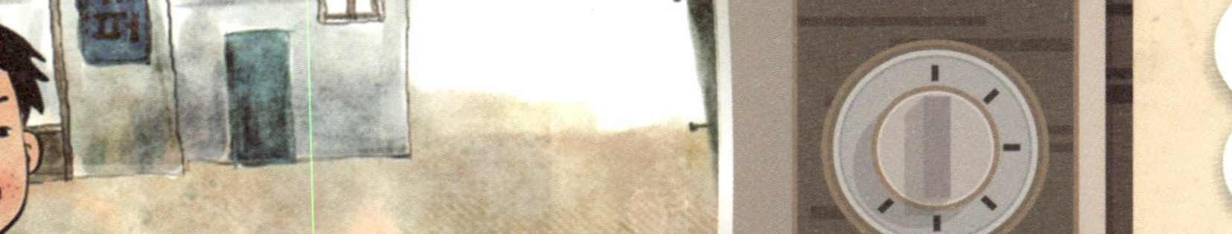

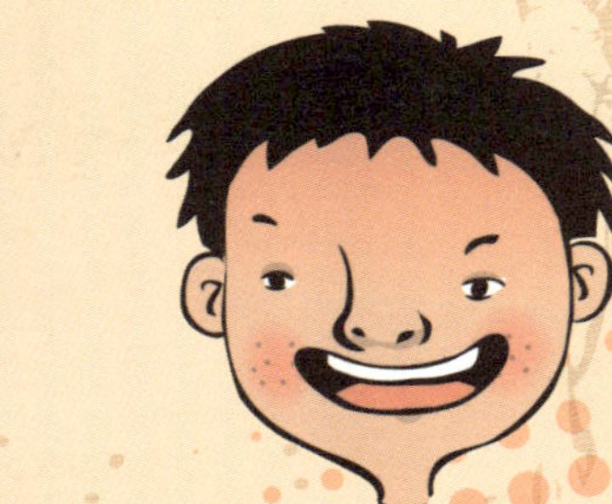


절취선

자유롭게 그림을 색칠해보세요.
색칠 후 그어진 선을 따라 잘라보세요.
뒷 페이지 퍼즐판에 자른 종이퍼즐을 붙여 완성해보세요.

절취선

절취선

슈퍼

선을 따라 자른 그림을 퍼즐판에 보이는 알맞은 모양에 붙여
종이퍼즐을 완성해보세요.

절취선

슈퍼

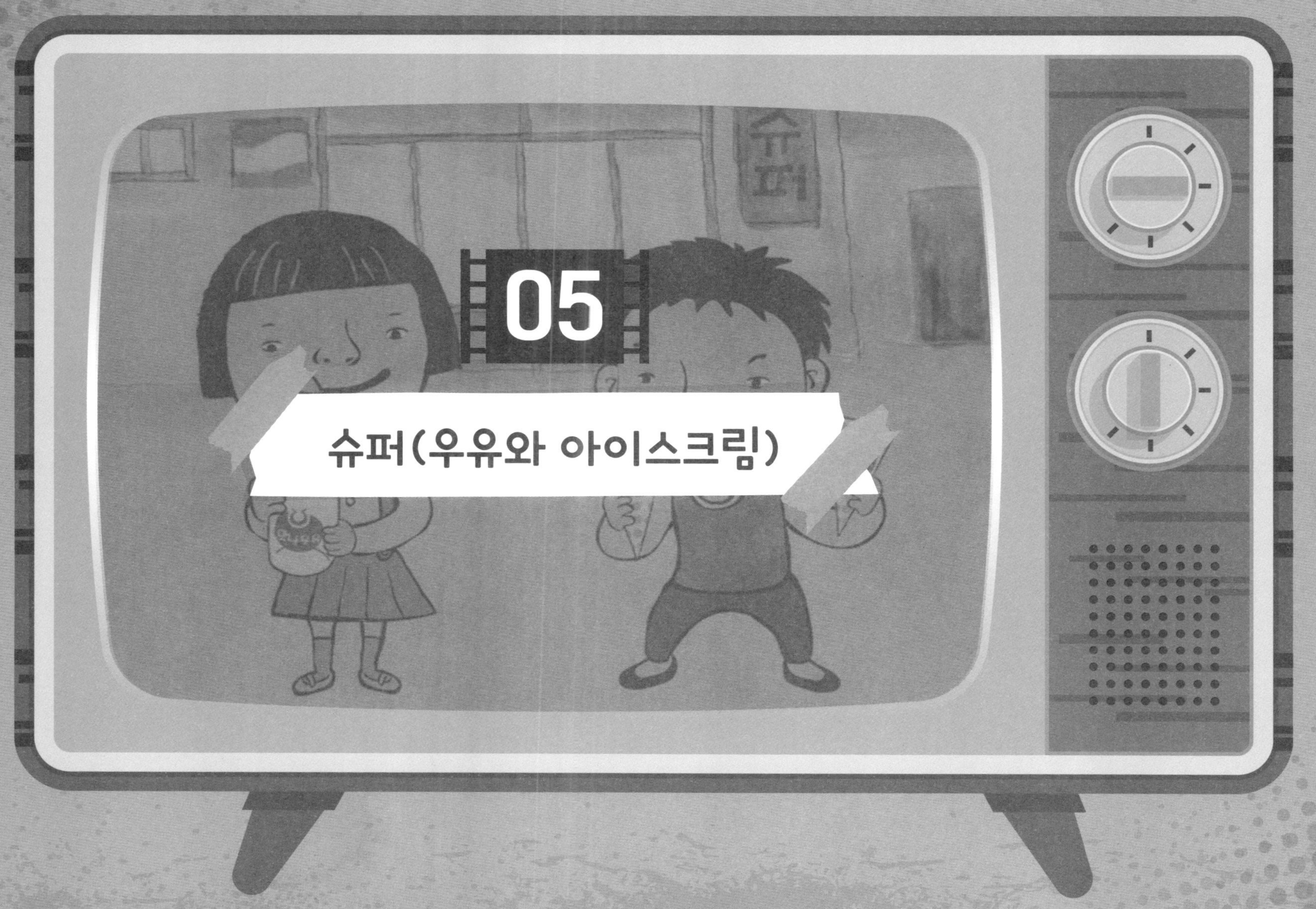
05
슈퍼(우유와 아이스크림)
슈퍼

## 05 슈퍼(우유와 아이스크림)

그땐 우유를
100원이면 사먹을 수
있었어!

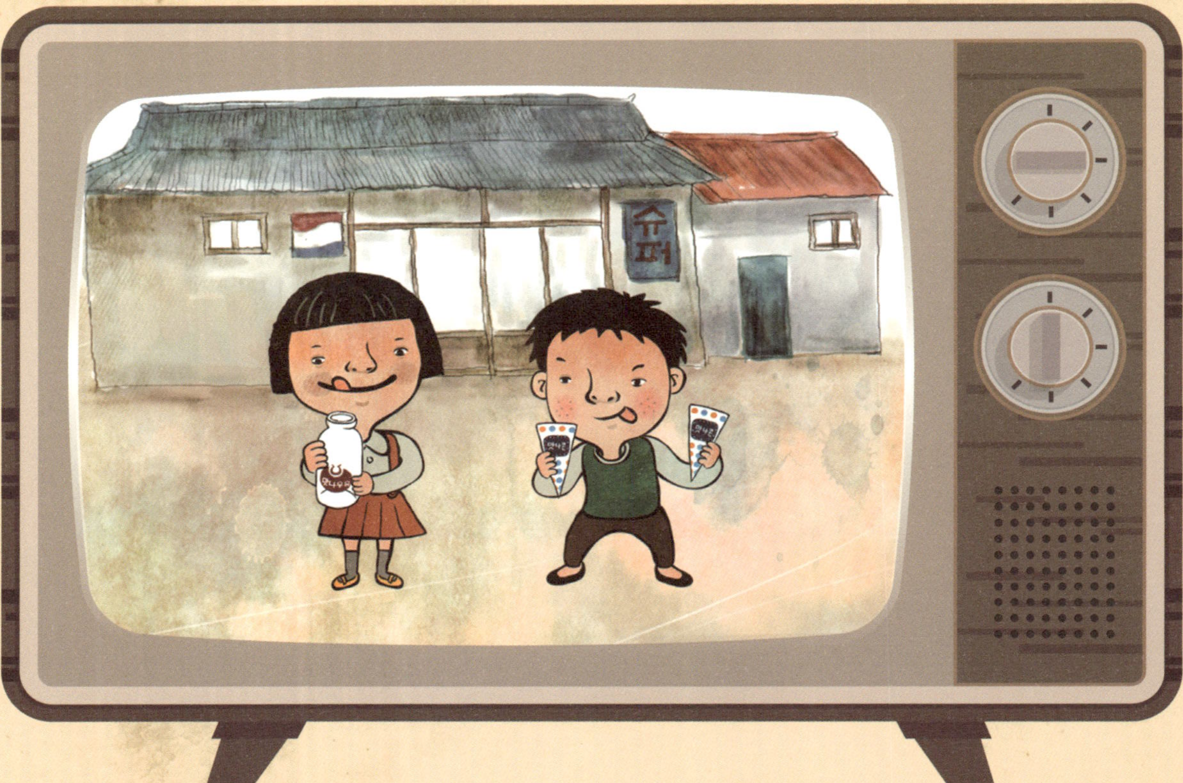


맞아!
아이스크림은 100원도
안했지!

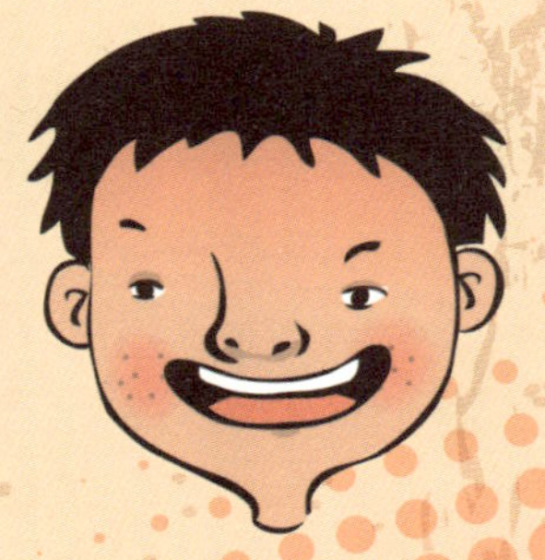

절취선

자유롭게 그림을 색칠해보세요.
색칠 후 그어진 선을 따라 잘라보세요.
뒷 페이지 퍼즐판에 자른 종이퍼즐을 붙여 완성해보세요.

절취선

절취선

슈퍼

선을 따라 자른 그림을 퍼즐판에 보이는 알맞은 모양에 붙여
종이퍼즐을 완성해보세요.

절취선

슈퍼

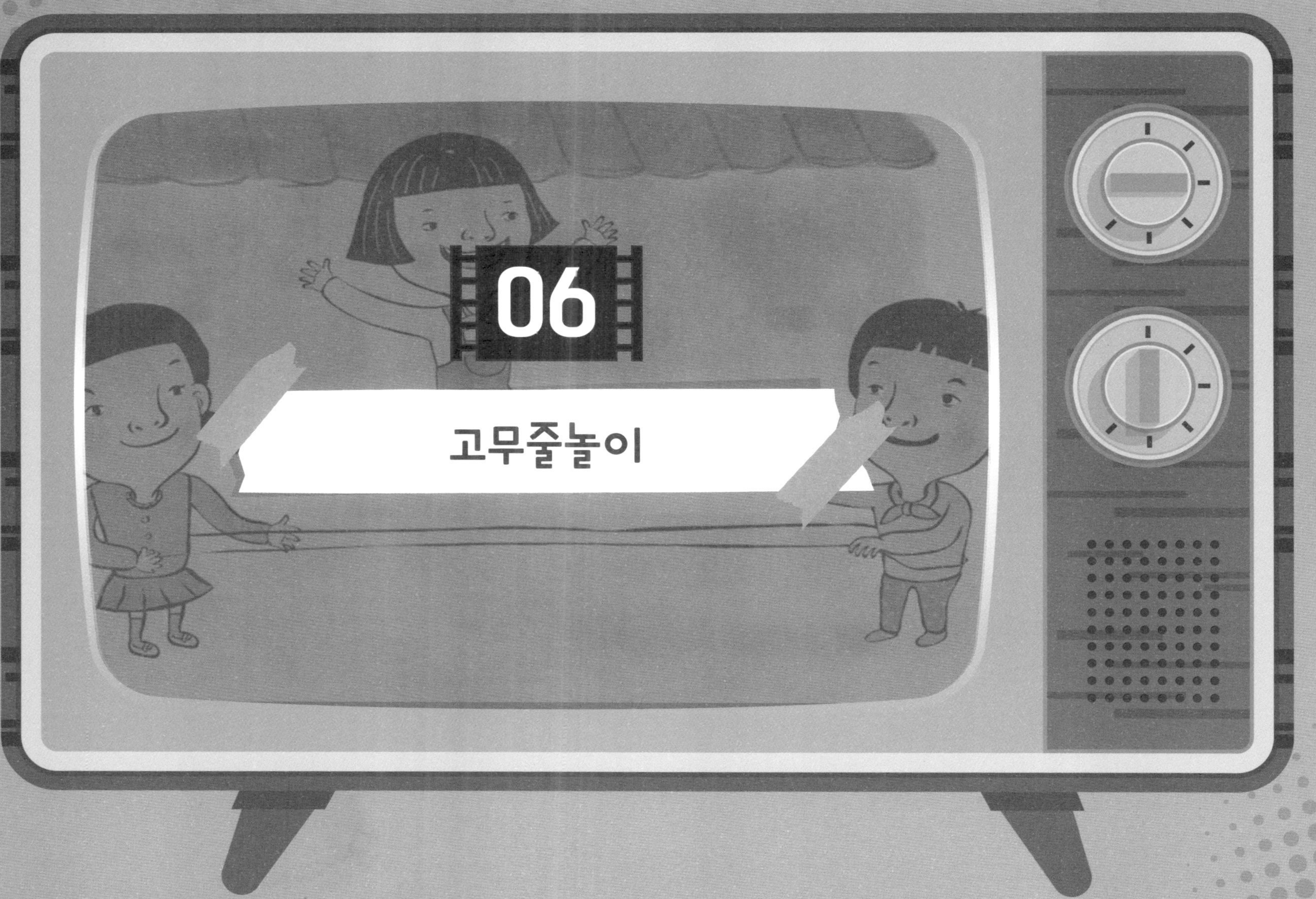

# 06 고무줄놀이

## 06 고무줄놀이

고무줄 하나만
있으면 참 재밌게
놀았지!

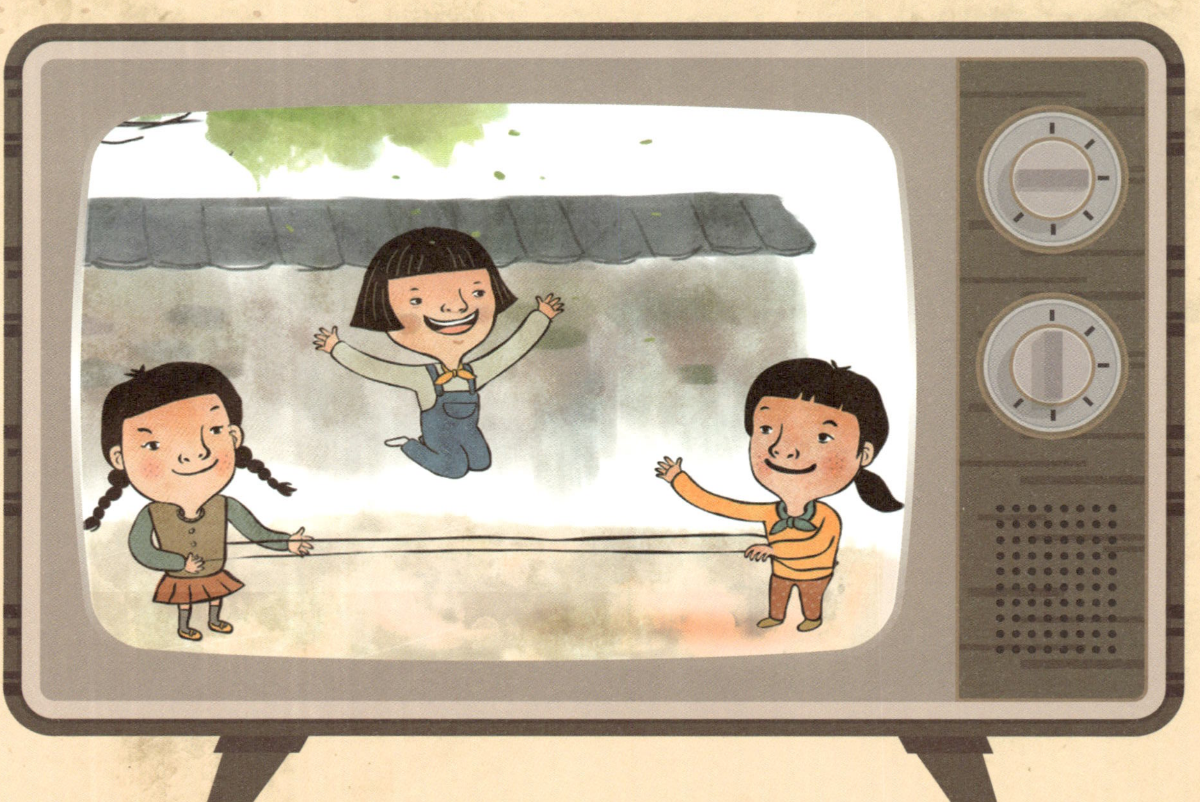

그땐
하루 종일 해도
지치지가 않았어!

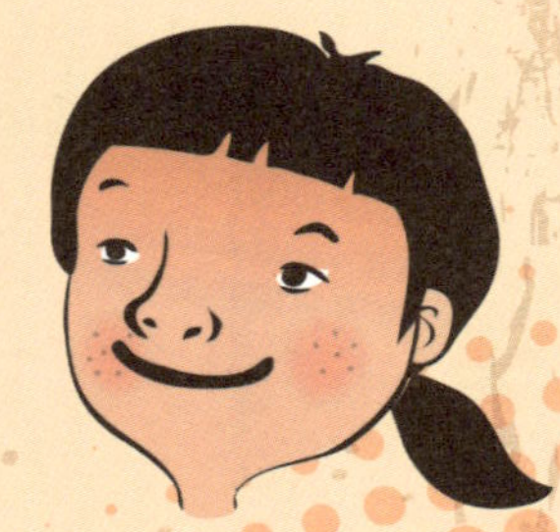

절취선

자유롭게 그림을 색칠해보세요.
색칠 후 그어진 선을 따라 잘라보세요.
뒷 페이지 퍼즐판에 자른 종이퍼즐을 붙여 완성해보세요.

절취선

절취선

선을 따라 자른 그림을 퍼즐판에 보이는 알맞은 모양에 붙여
종이퍼즐을 완성해보세요.

절취선

# 07

# 아이스께끼

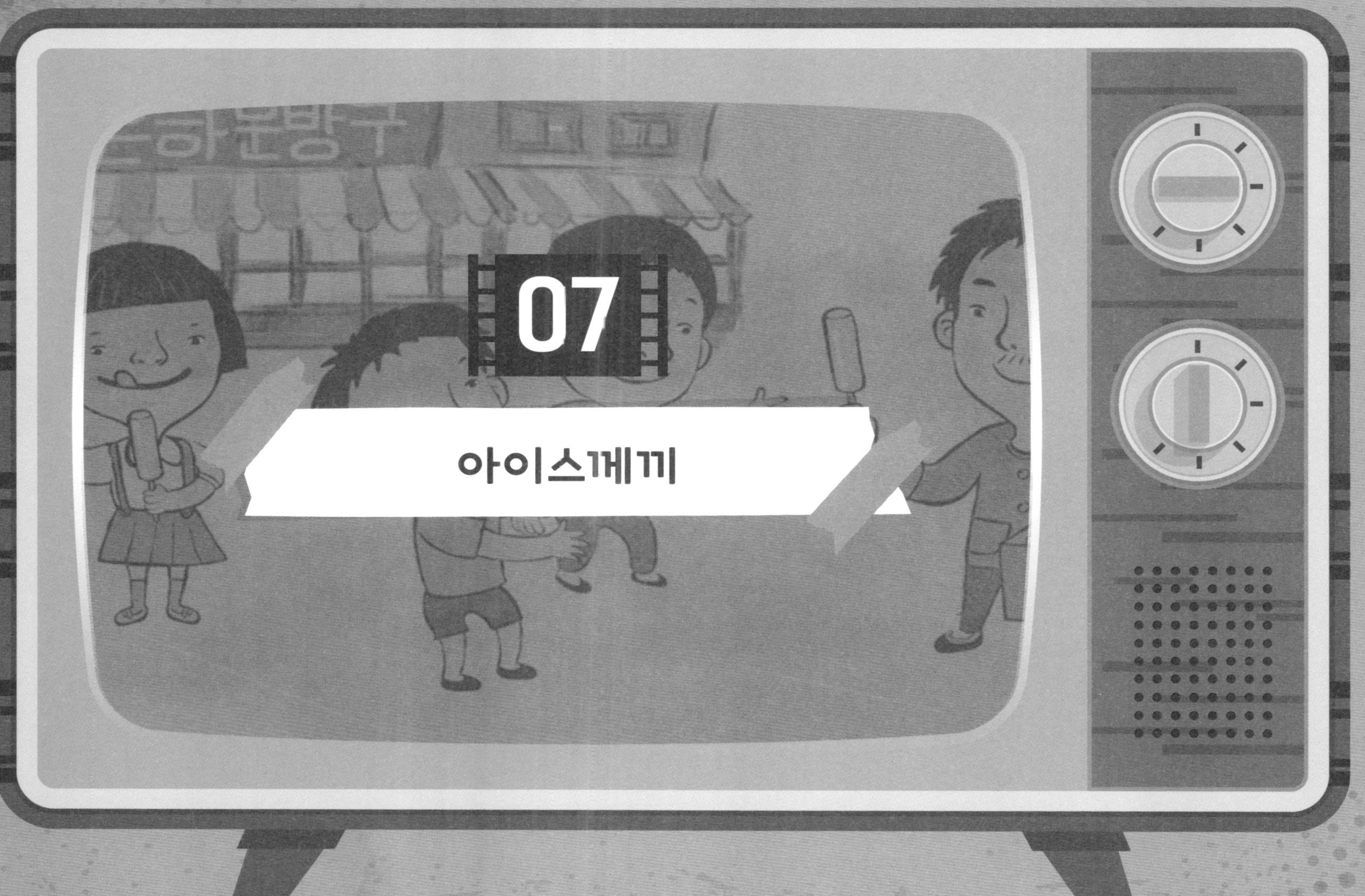

## 07 아이스께끼

난 항상
두 개씩 먹어서
이가 너무 시렸어요!

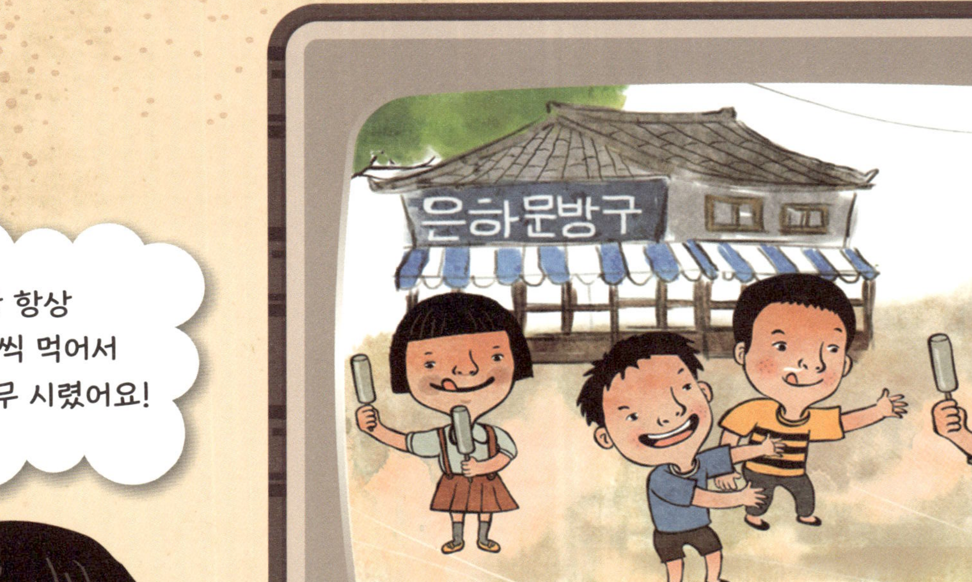


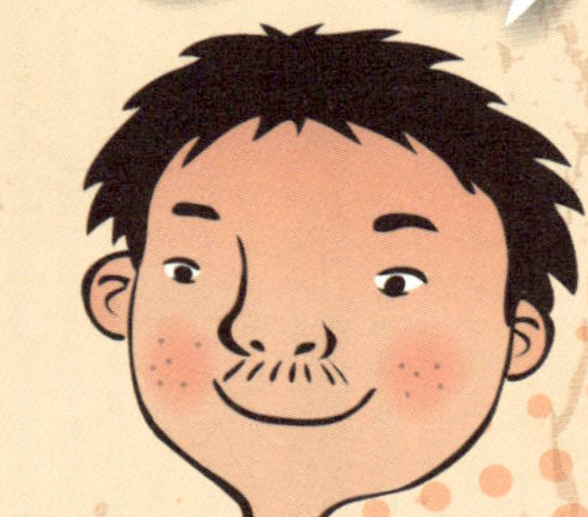

아이스크림도 좋지만
아이스께끼만의
매력이 있지!

절취선

자유롭게 그림을 색칠해보세요.
색칠 후 그어진 선을 따라 잘라보세요.
뒷 페이지 퍼즐판에 자른 종이퍼즐을 붙여 완성해보세요.

절취선

절취선

선을 따라 자른 그림을 퍼즐판에 보이는 알맞은 모양에 붙여
종이퍼즐을 완성해보세요.

절취선

은하문방구

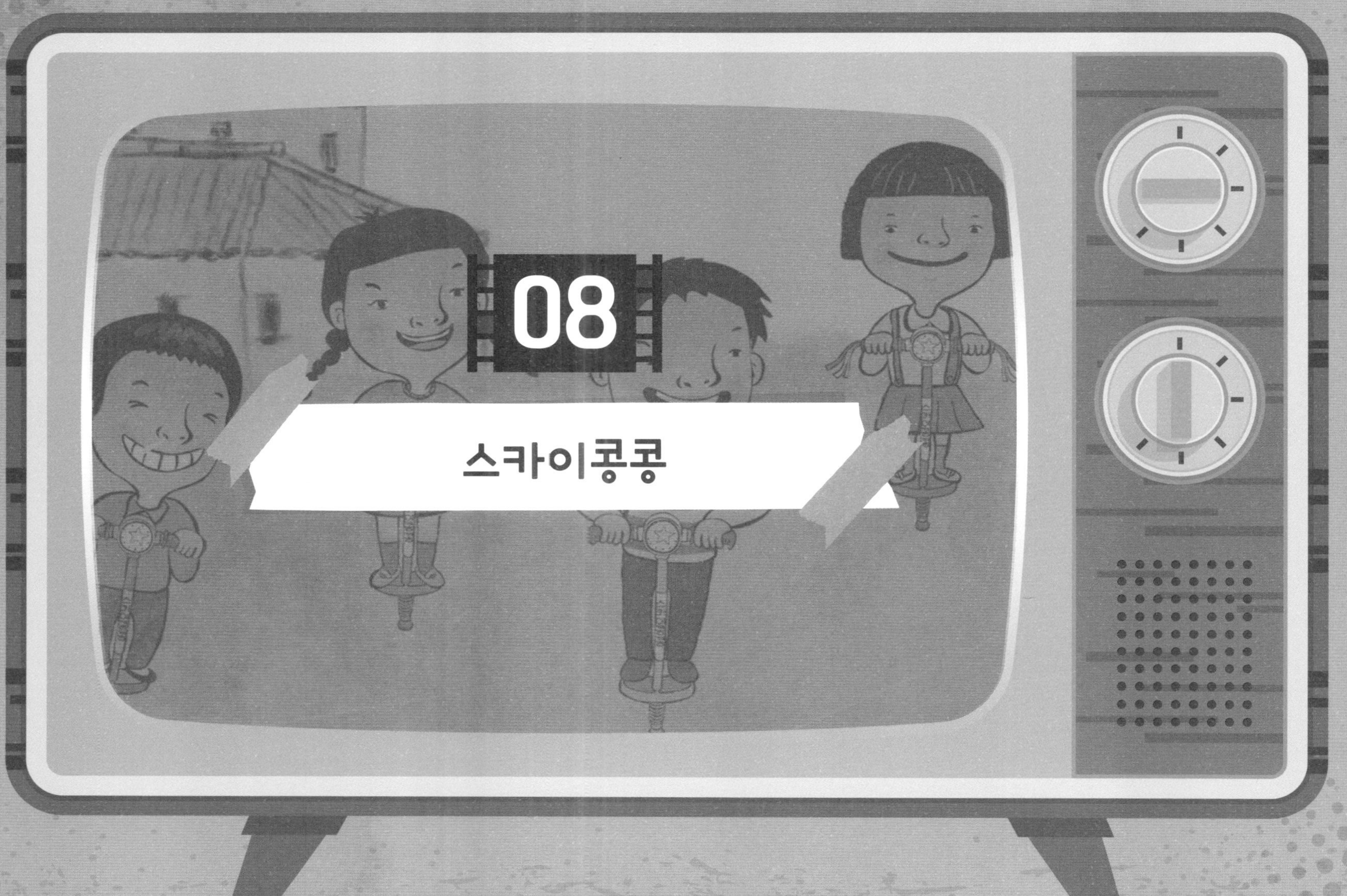
08
스카이콩콩

## 08 스카이콩콩

이걸 타면
하늘을 나는
기분이 들었어!

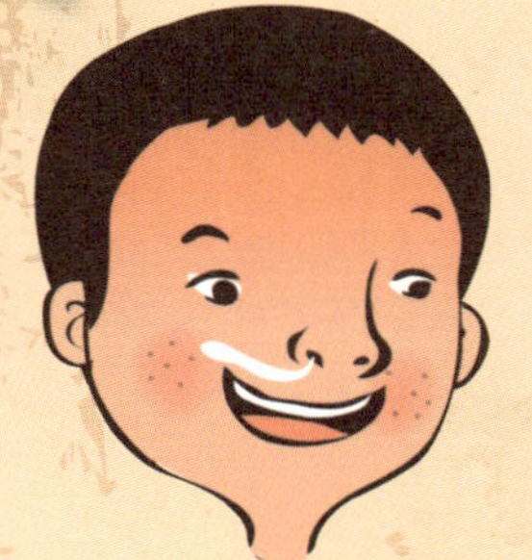

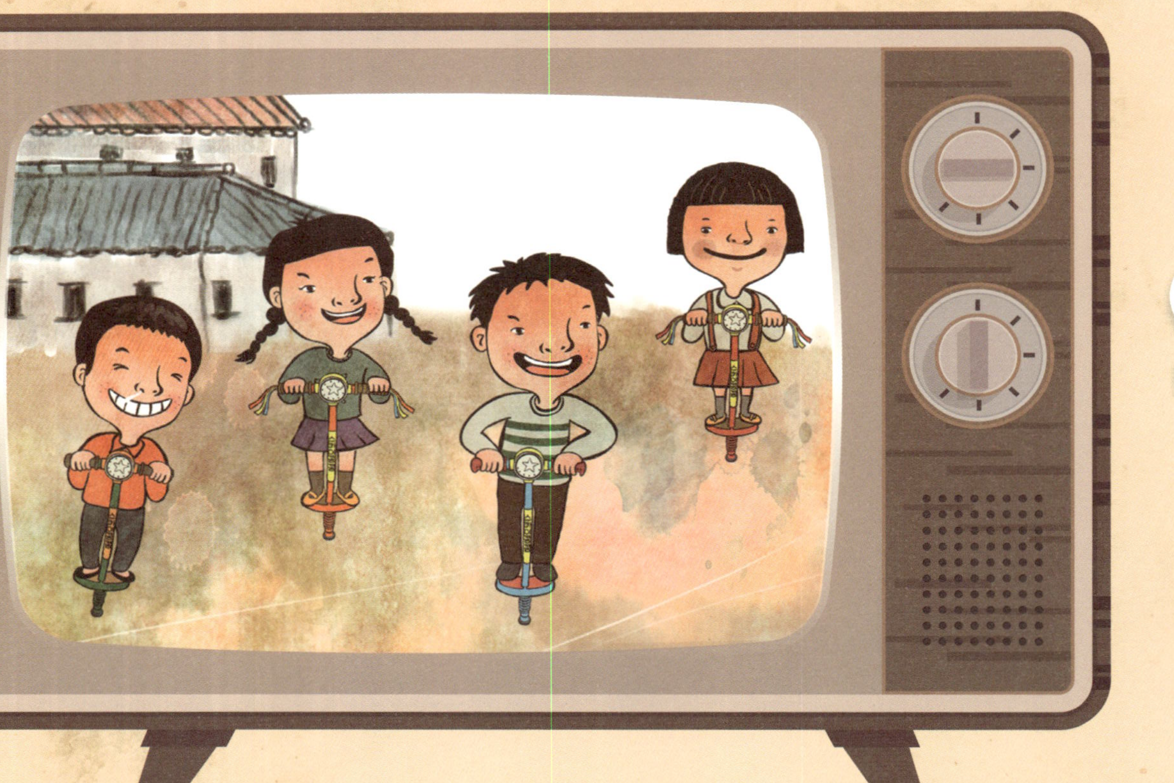

나보다 높이
뛰어오르는 사람을
본적이 없지!

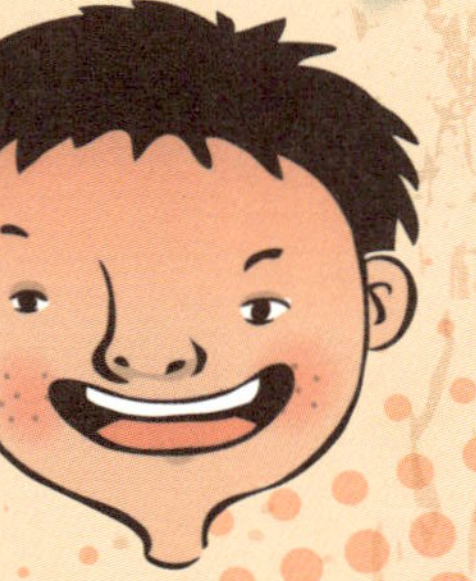

절취선

자유롭게 그림을 색칠해보세요.
색칠 후 그어진 선을 따라 잘라보세요.
뒷 페이지 퍼즐판에 자른 종이퍼즐을 붙여 완성해보세요.

절취선

절취선

선을 따라 자른 그림을 퍼즐판에 보이는 알맞은 모양에 붙여
종이퍼즐을 완성해보세요.

절취선

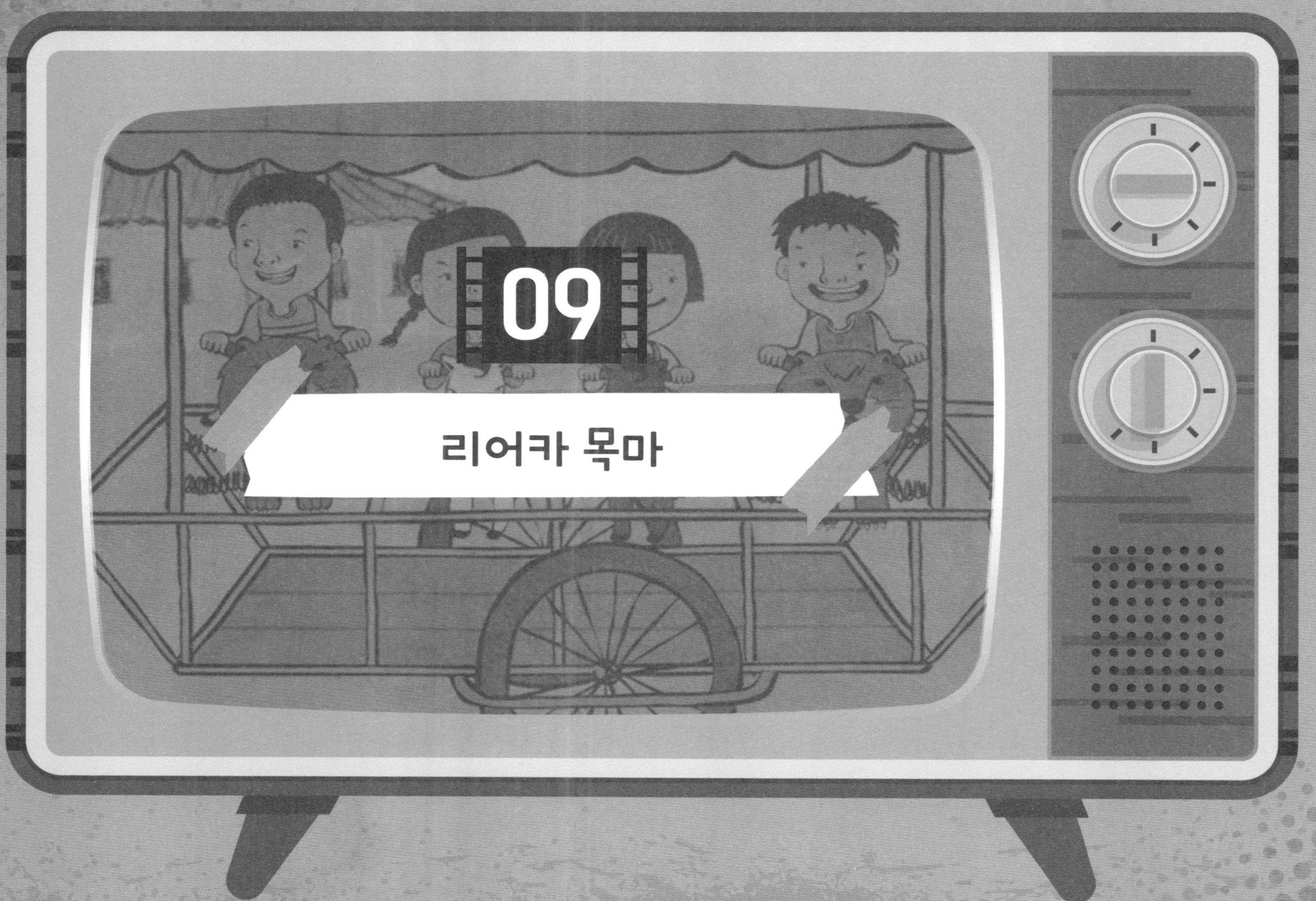

# 09 리어카 목마

# 09 리어카 목마

난 이거 타려고
얼마나 졸랐는지
몰라요!

이곳이
아이들에겐 미니
놀이동산이었지!


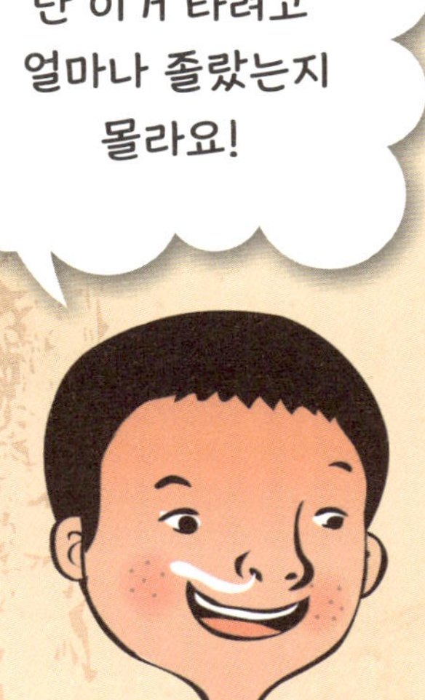

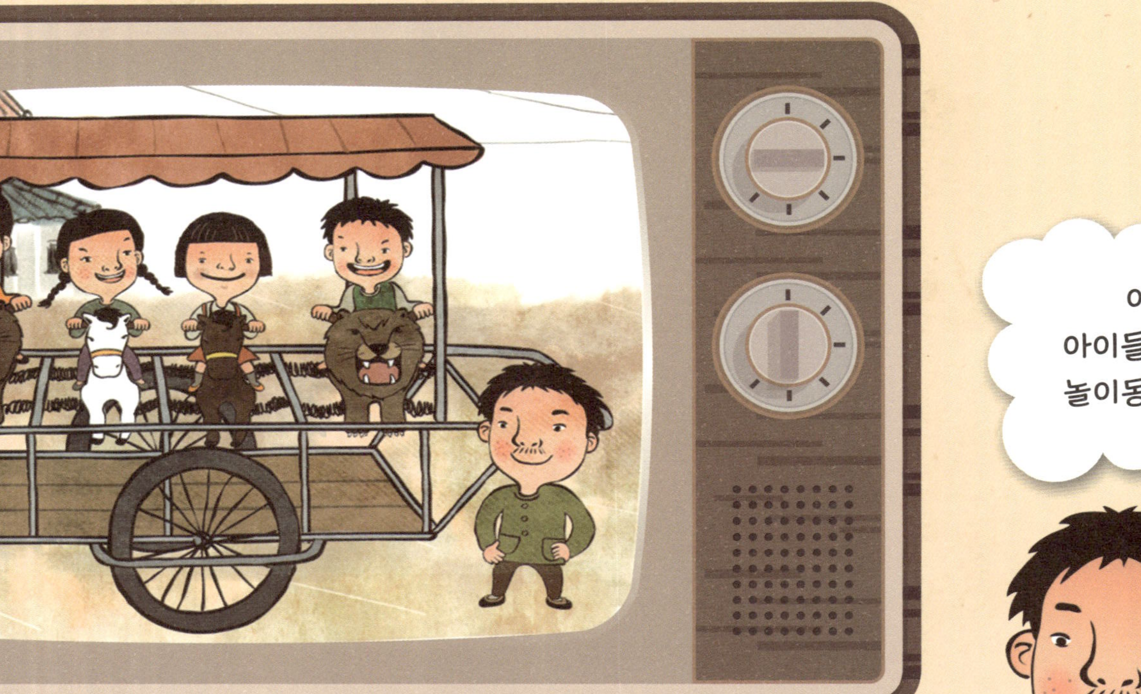

절취선

자유롭게 그림을 색칠해보세요.
색칠 후 그어진 선을 따라 잘라보세요.
뒷 페이지 퍼즐판에 자른 종이퍼즐을 붙여 완성해보세요.

절취선

절취선

선을 따라 자른 그림을 퍼즐판에 보이는 알맞은 모양에 붙여
종이퍼즐을 완성해보세요.

절취선

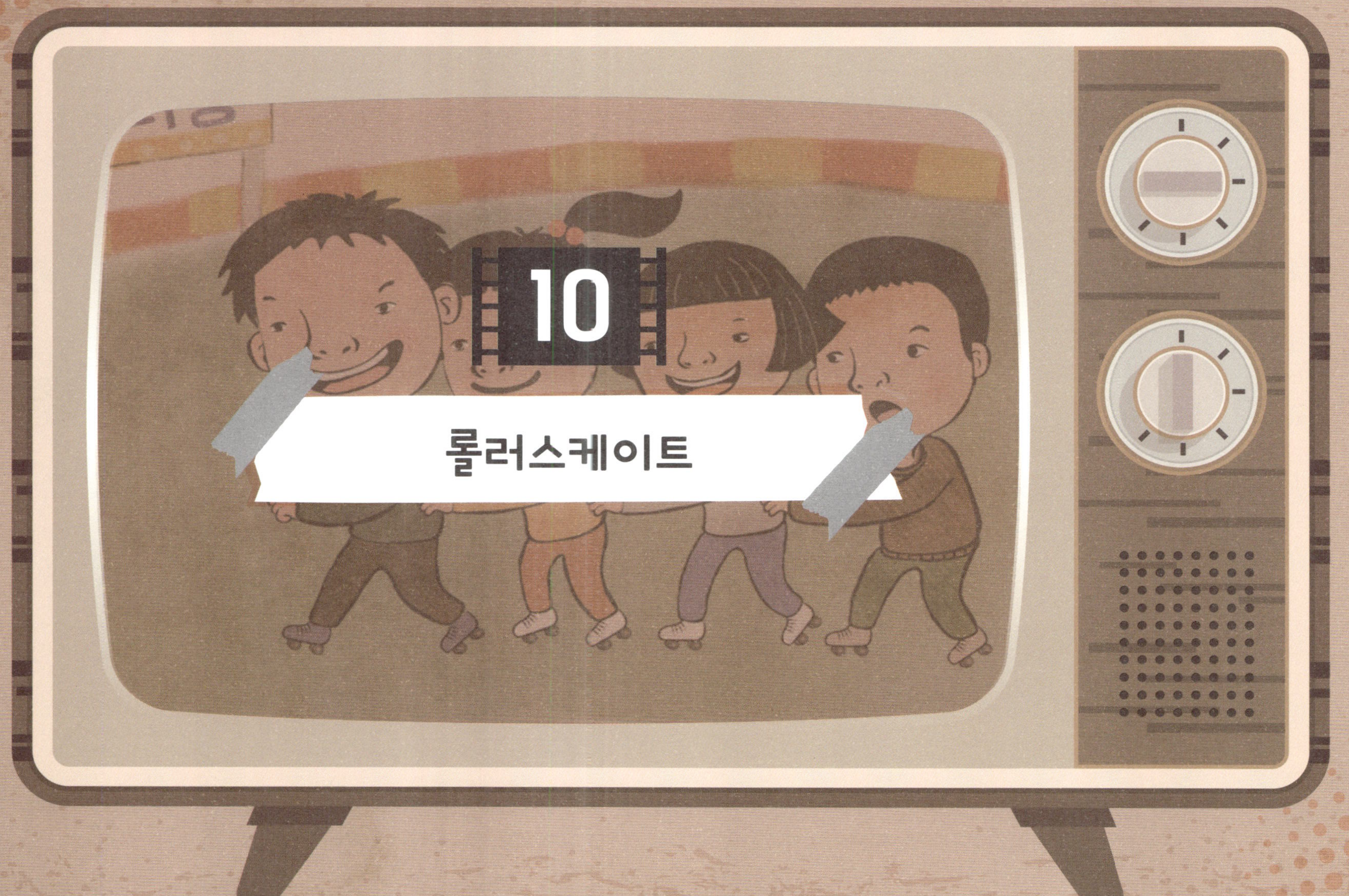
10
롤러스케이트

## 10 롤러스케이트

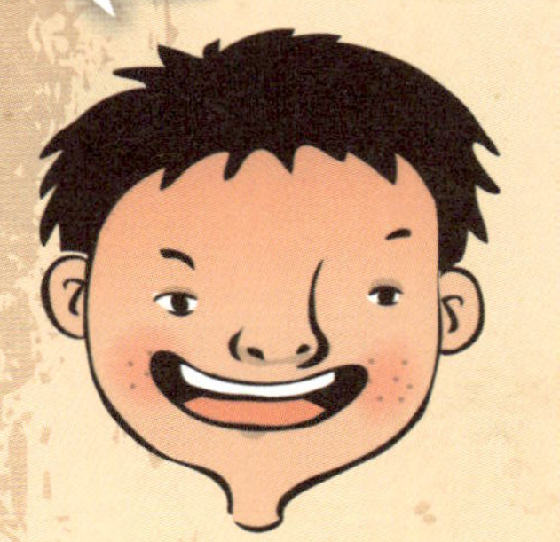


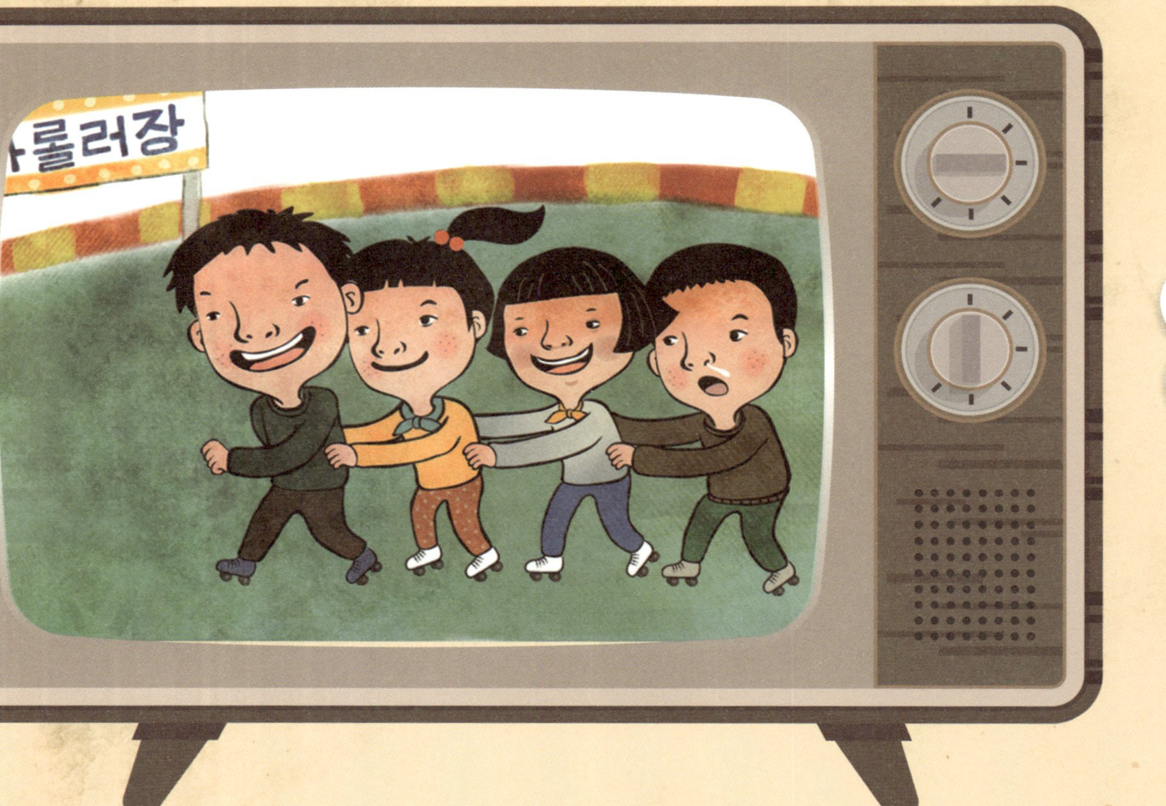


나는
무서워서 등을 붙잡고
따라다녔지!

절취선

자유롭게 그림을 색칠해보세요.
색칠 후 그어진 선을 따라 잘라보세요.
뒷 페이지 퍼즐판에 자른 종이퍼즐을 붙여 완성해보세요.

절취선

절취선

스타롤러장

선을 따라 자른 그림을 퍼즐판에 보이는 알맞은 모양에 붙여
종이퍼즐을 완성해보세요.

절취선

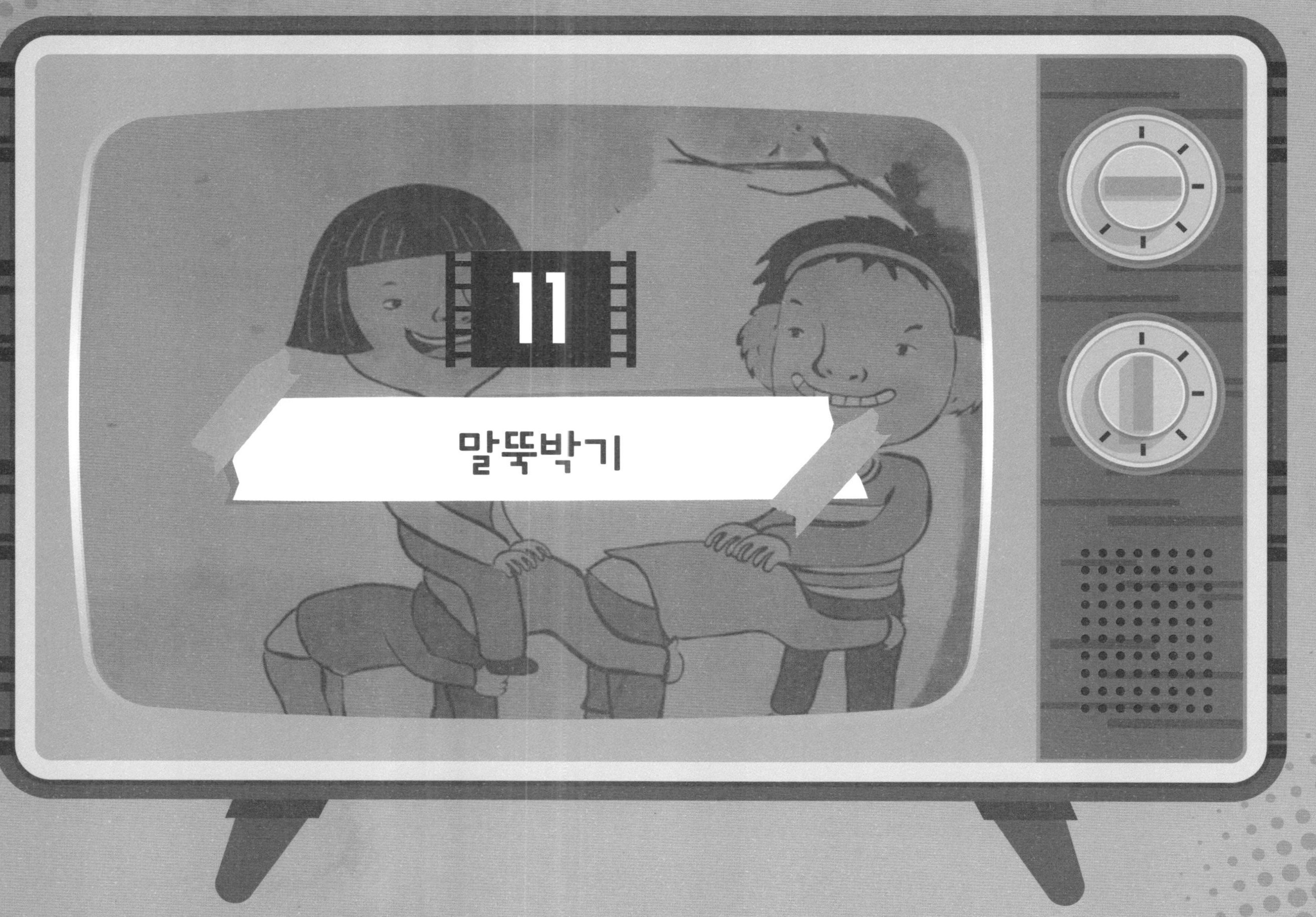

# 11

# 말뚝박기

## 11 말뚝박기

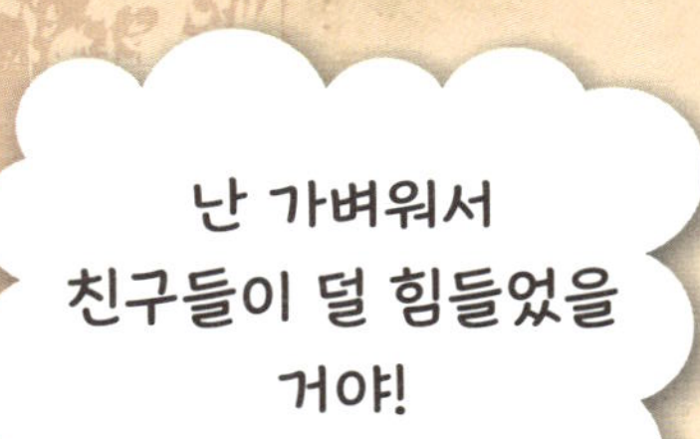


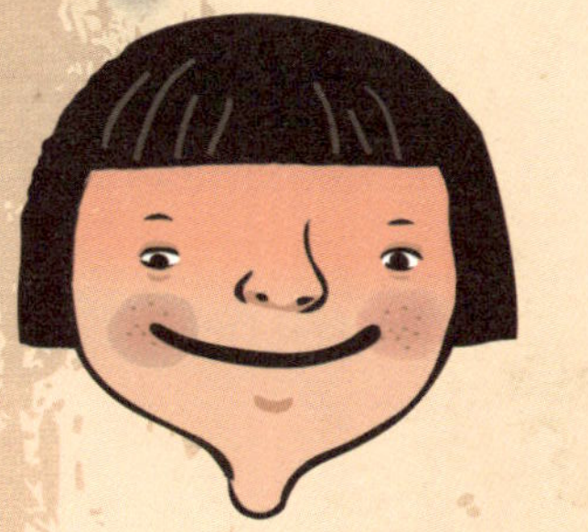

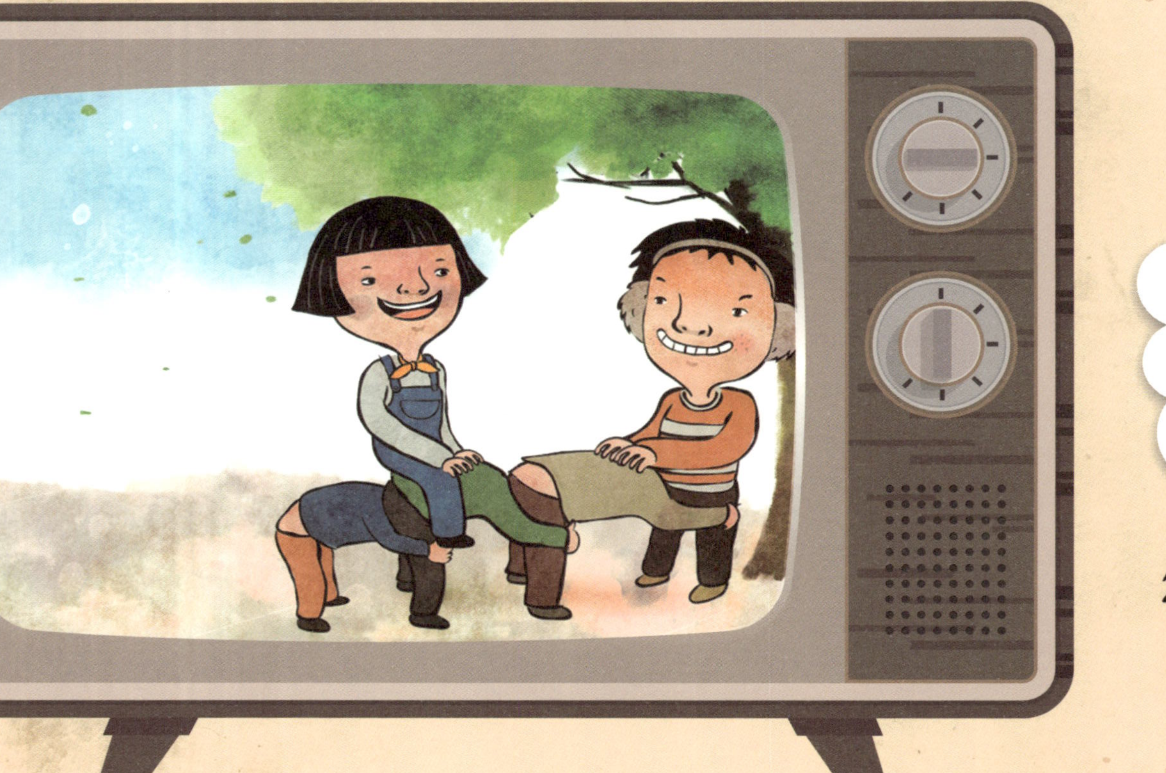

난 가위바위보를
못해서 친구들이 화를
냈었지!

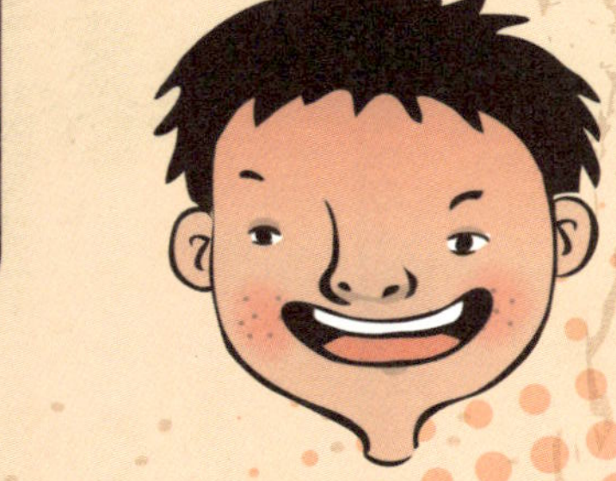

절취선

자유롭게 그림을 색칠해보세요.
색칠 후 그어진 선을 따라 잘라보세요.
뒷 페이지 퍼즐판에 자른 종이퍼즐을 붙여 완성해보세요.

절취선

절취선

선을 따라 자른 그림을 퍼즐판에 보이는 알맞은 모양에 붙여
종이퍼즐을 완성해보세요.

절취선

# 12

## 딱지치기

## 12 딱지치기

난 너무 못해서
맨날 구경만
했어!

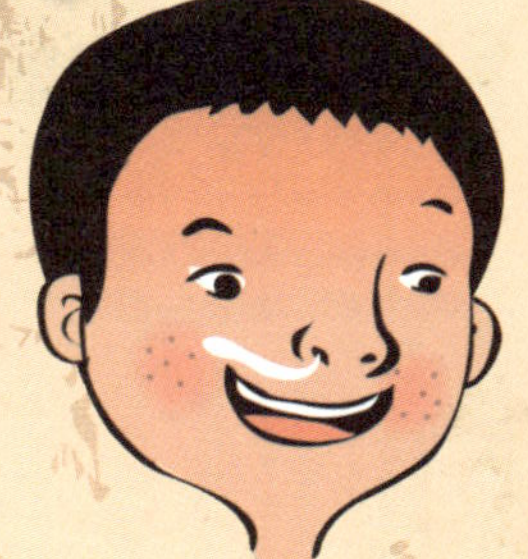

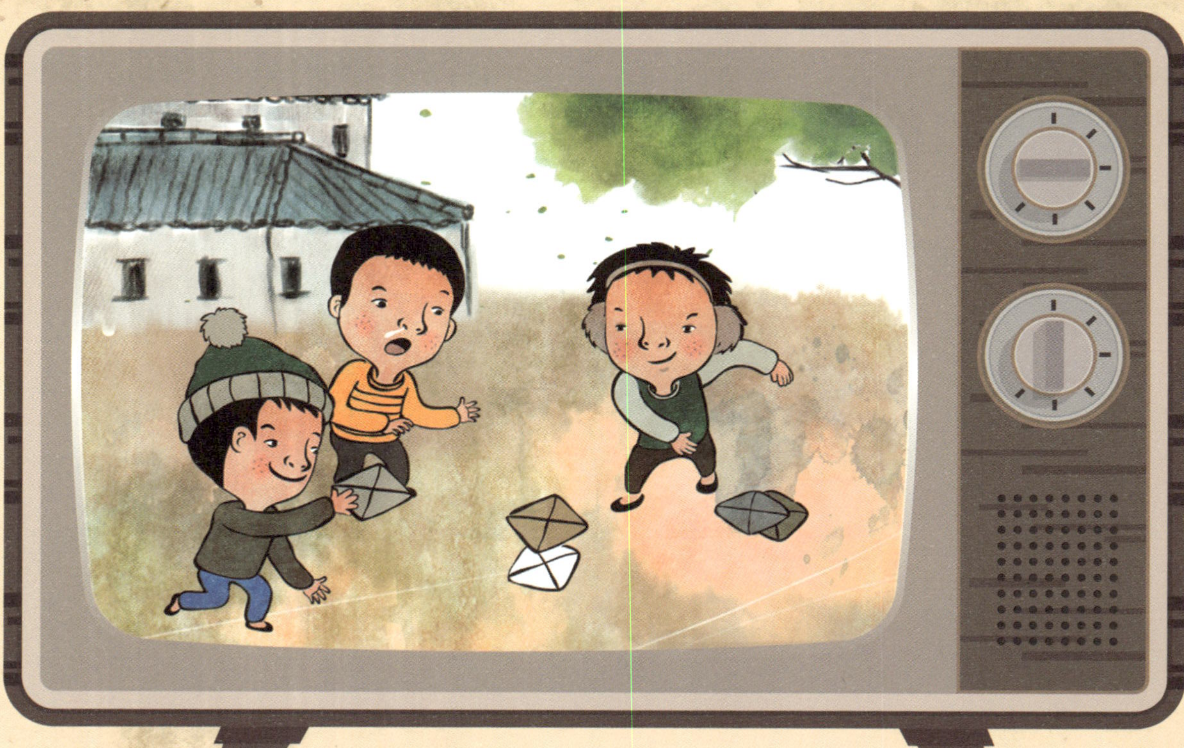

난 친구들
딱지를 따서 따로 접을
필요가 없었지!

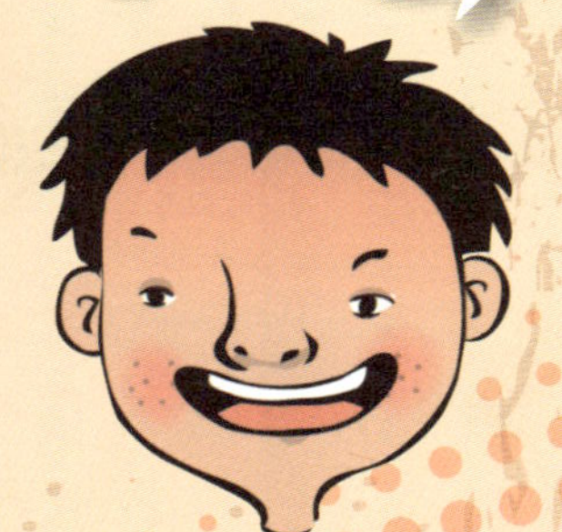

절취선

자유롭게 그림을 색칠해보세요.
색칠 후 그어진 선을 따라 잘라보세요.
뒷 페이지 퍼즐판에 자른 종이퍼즐을 붙여 완성해보세요.

절취선

절취선

선을 따라 자른 그림을 퍼즐판에 보이는 알맞은 모양에 붙여
종이퍼즐을 완성해보세요.

절취선

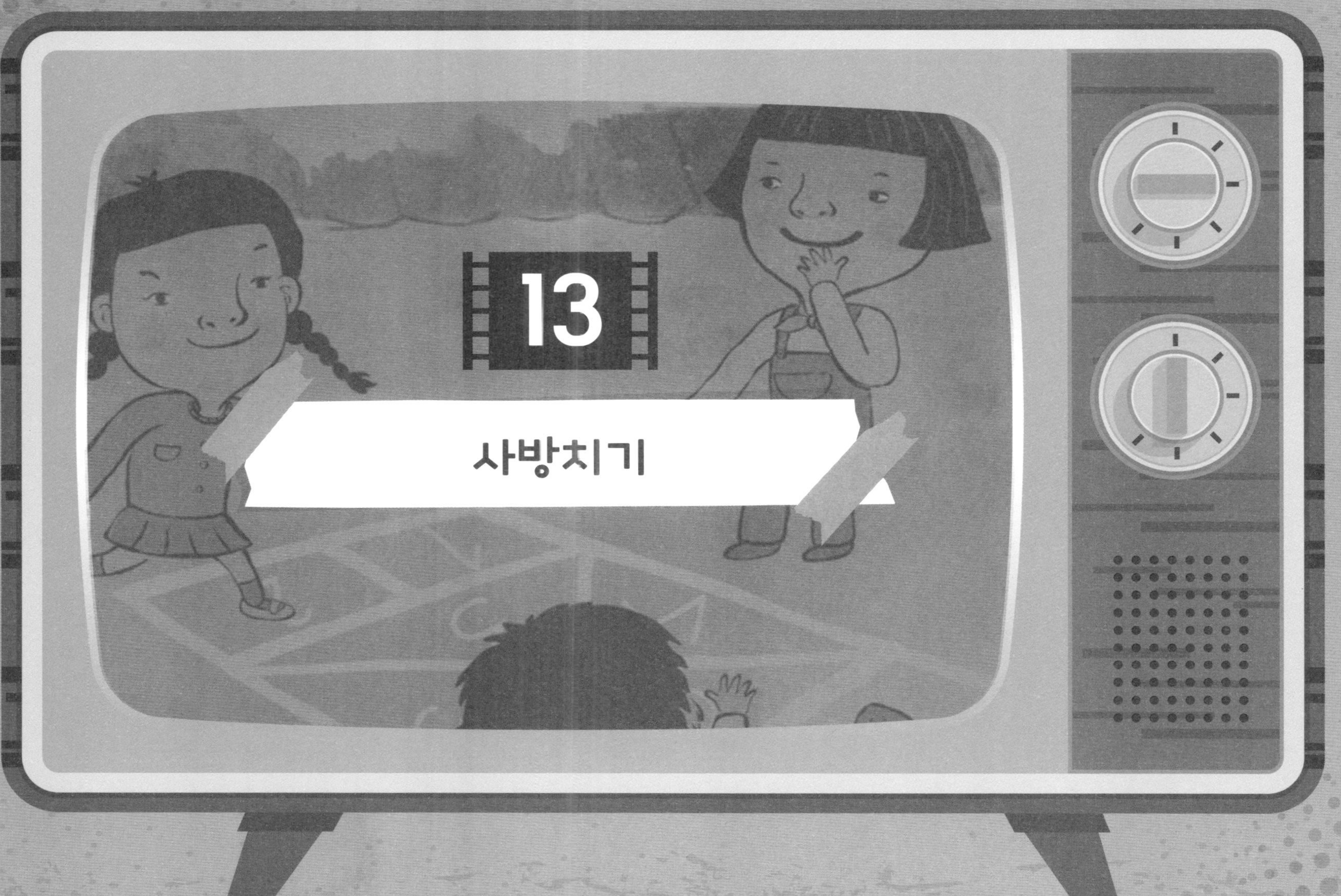
13
사방치기

## 13 사방치기

바닥에 그림만
그리면 할 수 있는
재밌는 놀이지!

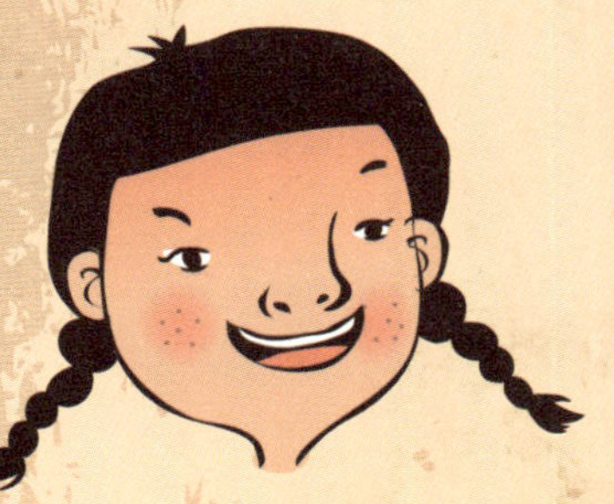

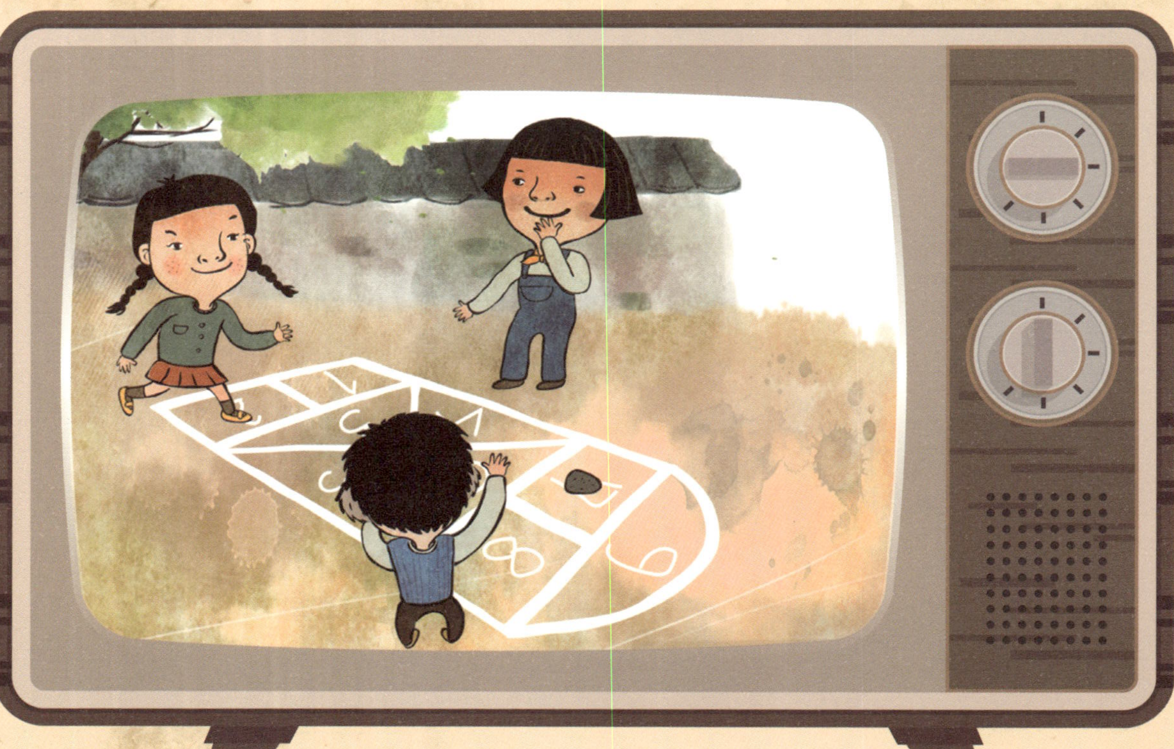

요즘 친구들은
이 그림이 뭔지
잘모를거야!

절취선

자유롭게 그림을 색칠해보세요.
색칠 후 그어진 선을 따라 잘라보세요.
뒷 페이지 퍼즐판에 자른 종이퍼즐을 붙여 완성해보세요.

절취선

절취선

선을 따라 자른 그림을 퍼즐판에 보이는 알맞은 모양에 붙여
종이퍼즐을 완성해보세요.

절취선

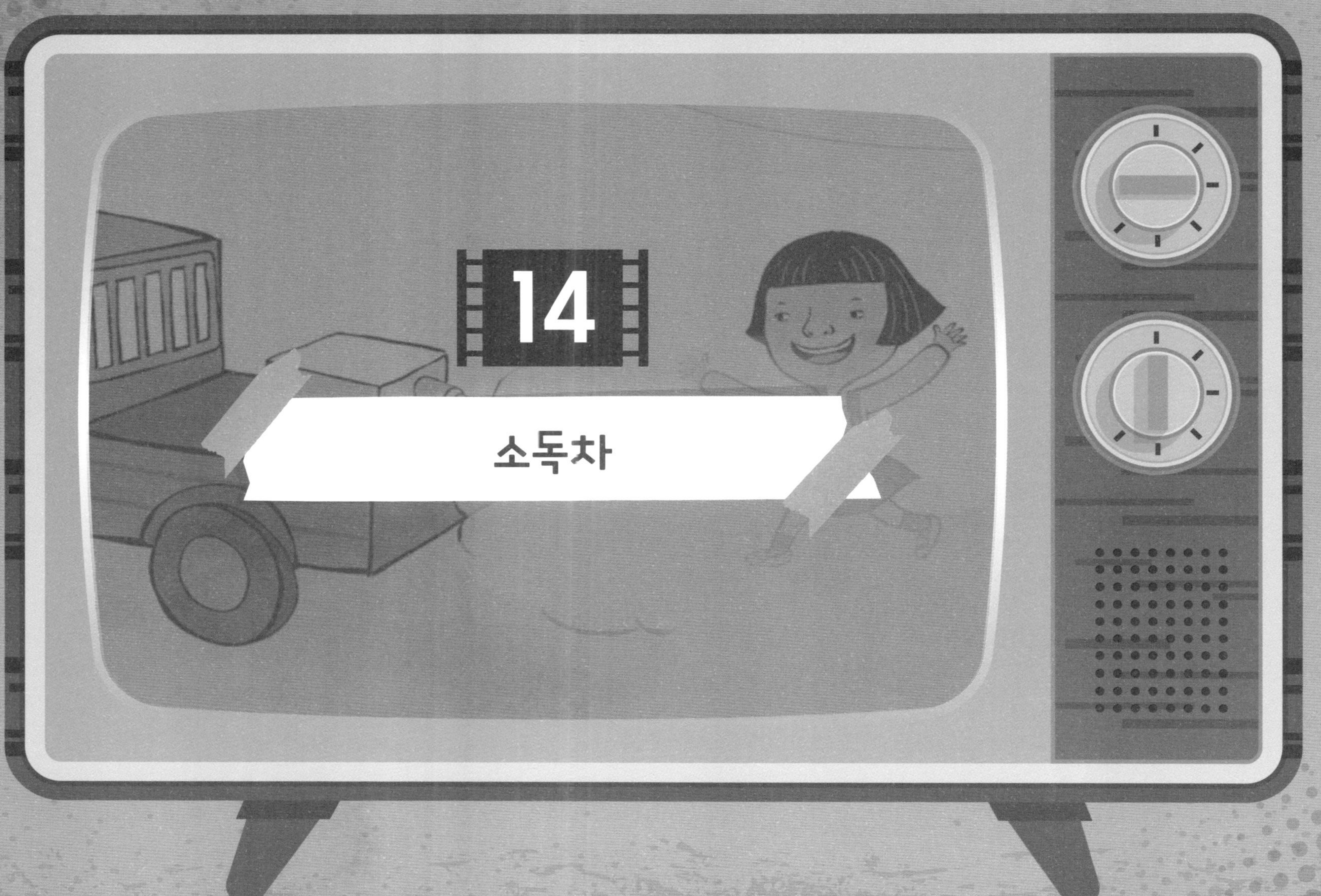
14
소독차

## 14 소독차

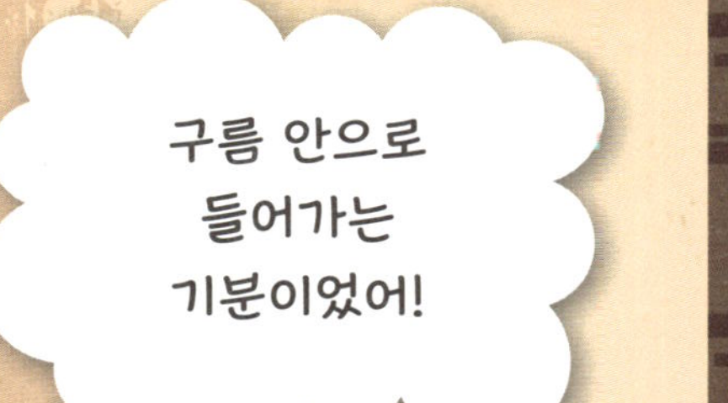


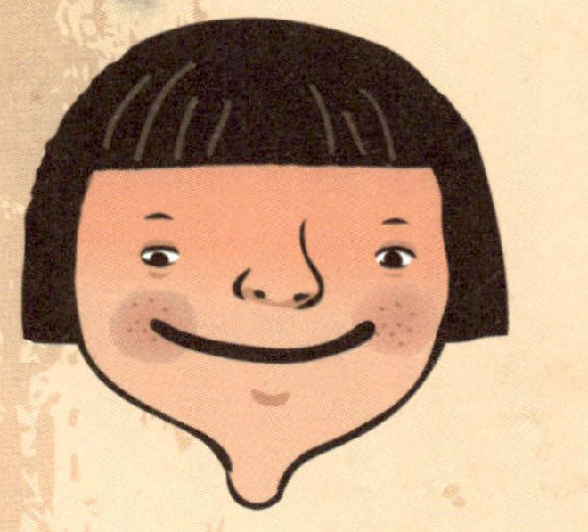

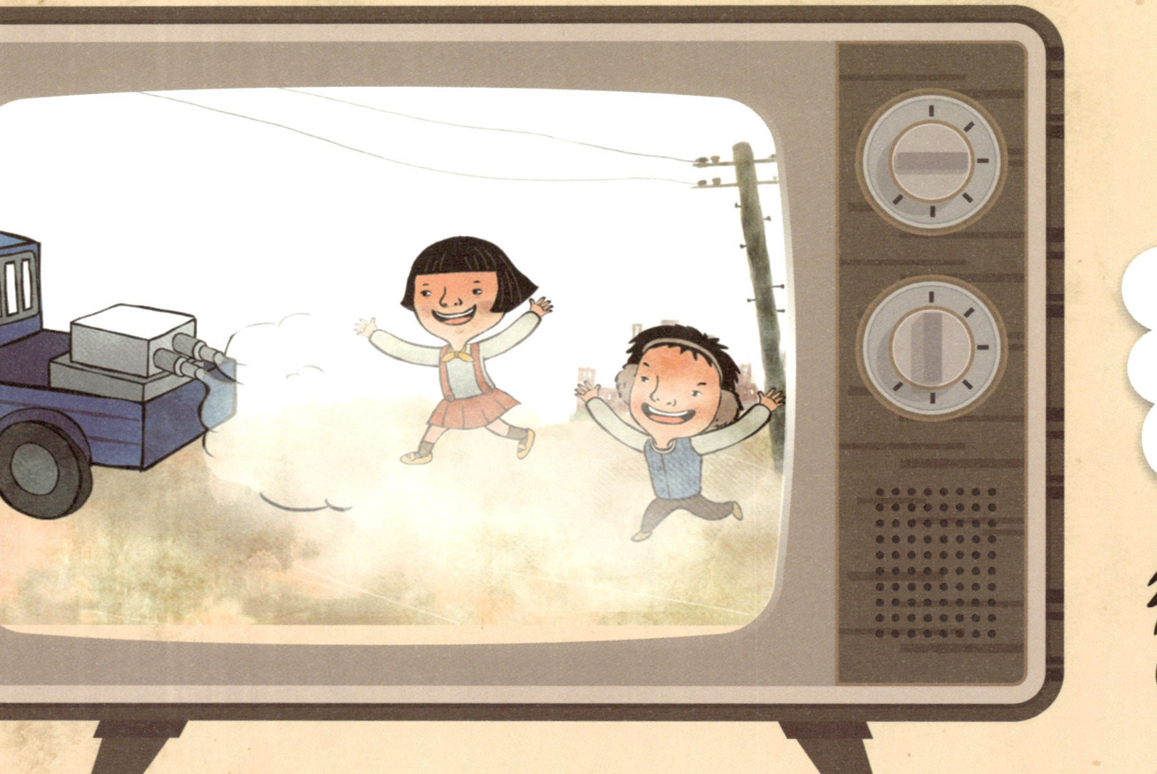

소독차 소리만
들리면 미친 듯이
달려갔지!

절취선

자유롭게 그림을 색칠해보세요.
색칠 후 그어진 선을 따라 잘라보세요.
뒷 페이지 퍼즐판에 자른 종이퍼즐을 붙여 완성해보세요.

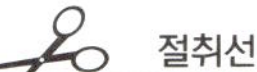

절취선

절취선

선을 따라 자른 그림을 퍼즐판에 보이는 알맞은 모양에 붙여
종이퍼즐을 완성해보세요.

절취선

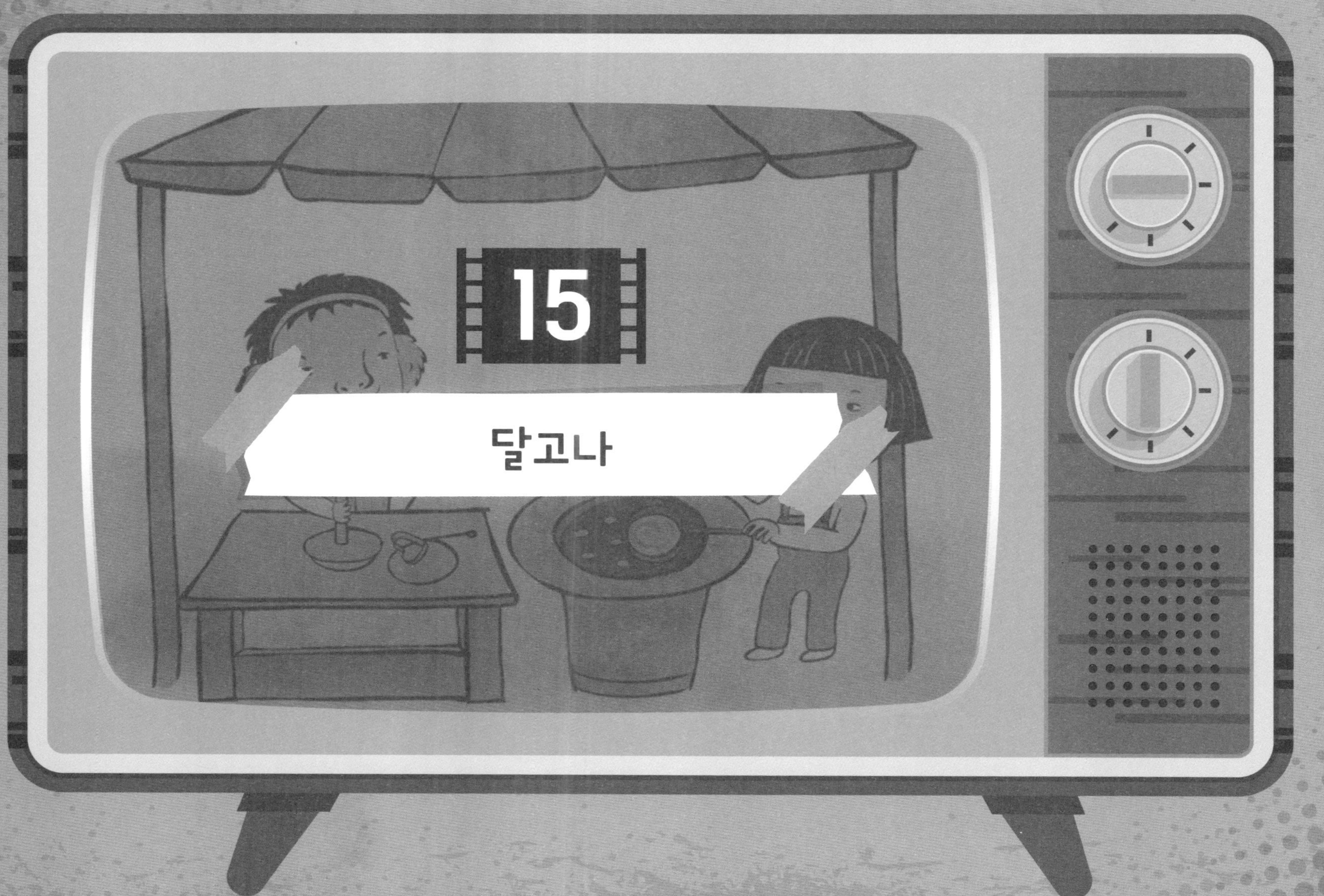
15
달고나

## 달고나

난 먹는거보다
만드는게
더 좋았어!

난 하트모양으로
만들어서 먹는걸
좋아했어!

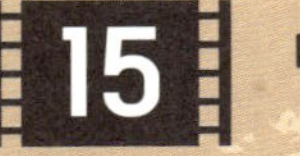

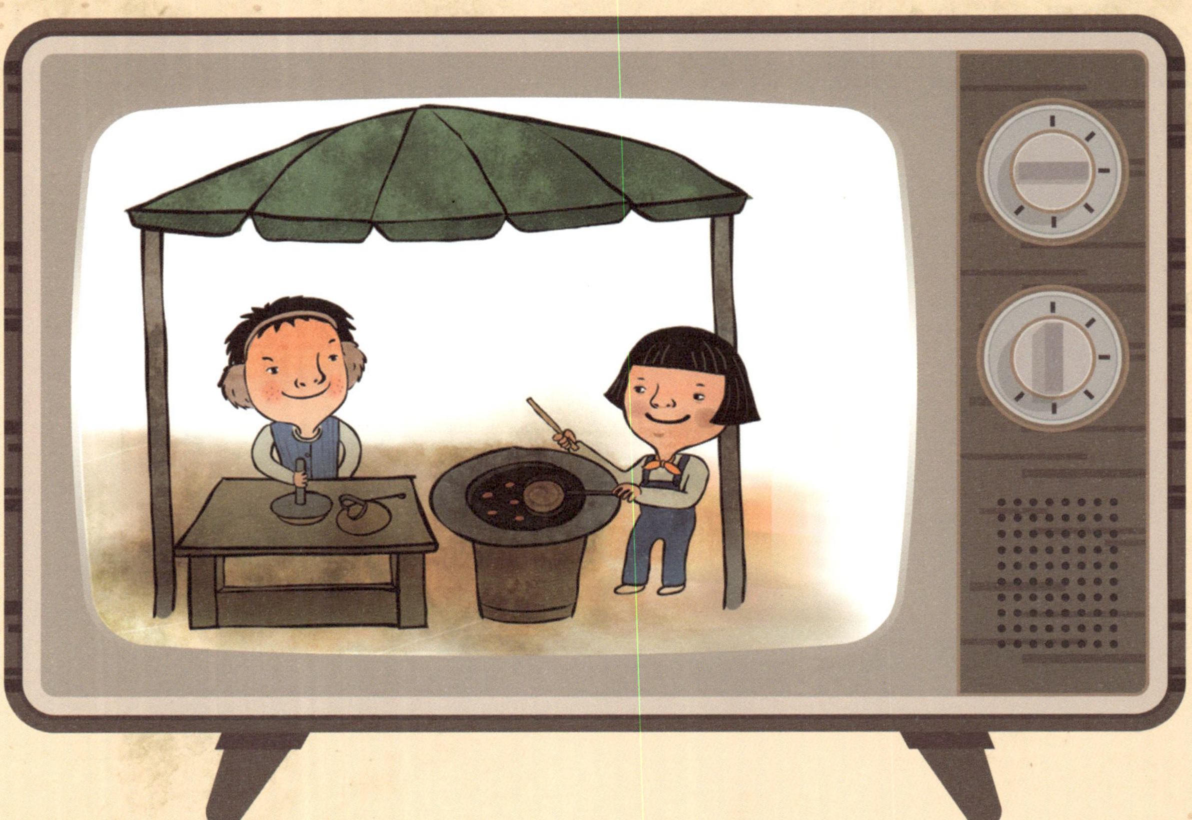

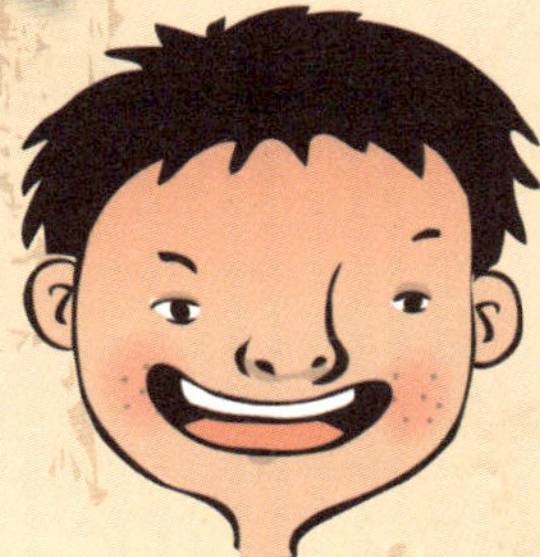

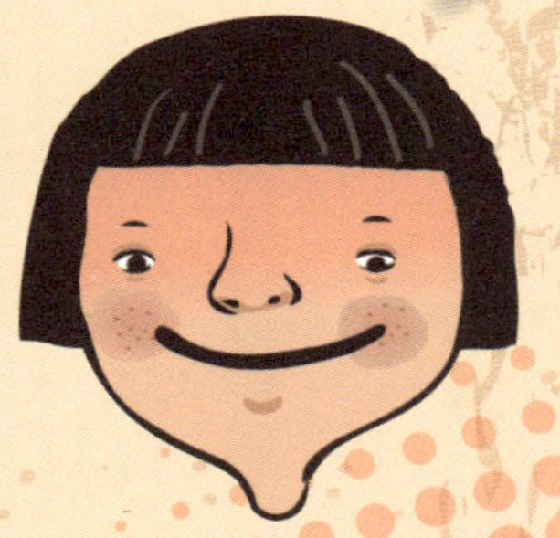

절취선

자유롭게 그림을 색칠해보세요.
색칠 후 그어진 선을 따라 잘라보세요.
뒷 페이지 퍼즐판에 자른 종이퍼즐을 붙여 완성해보세요.

절취선

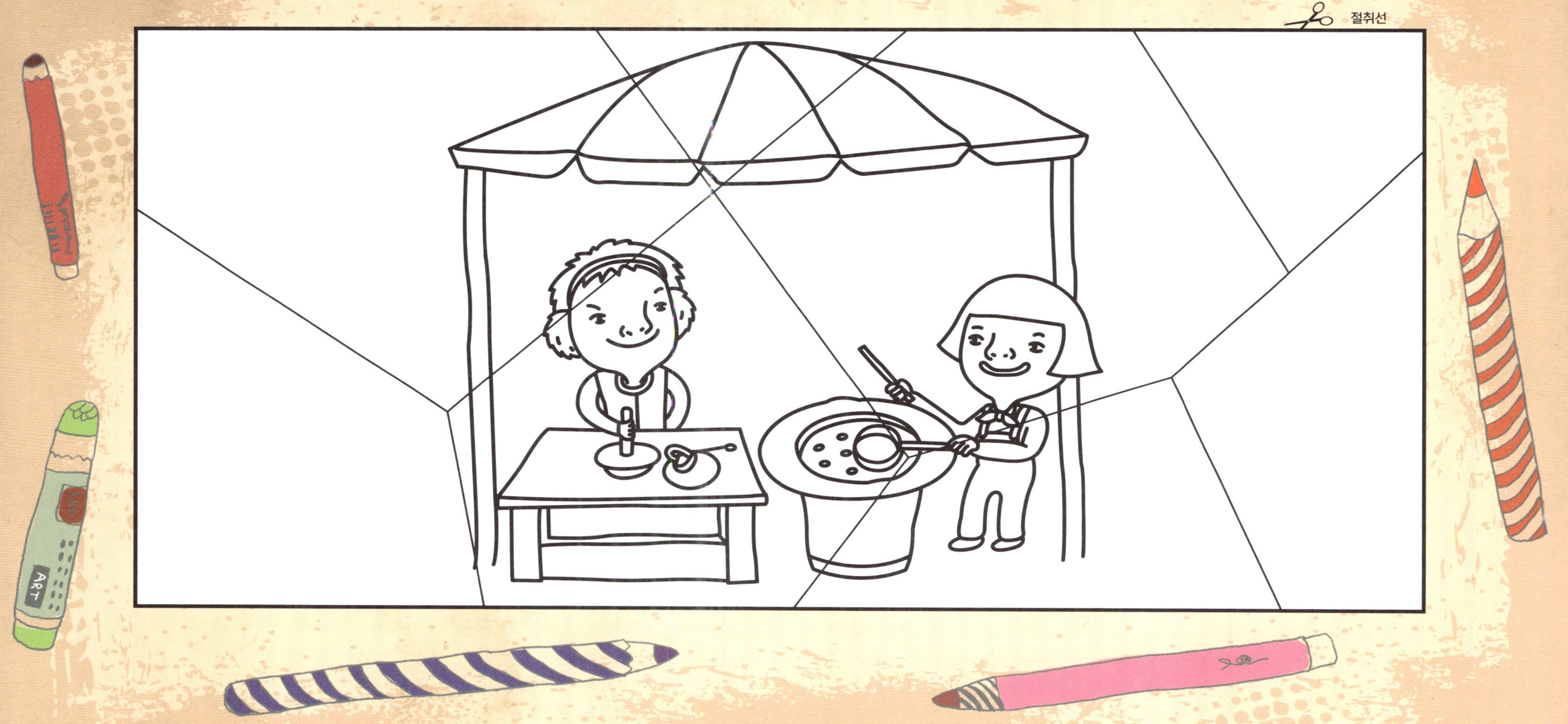

절취선

선을 따라 자른 그림을 퍼즐판에 보이는 알맞은 모양에 붙여
종이퍼즐을 완성해보세요.

절취선

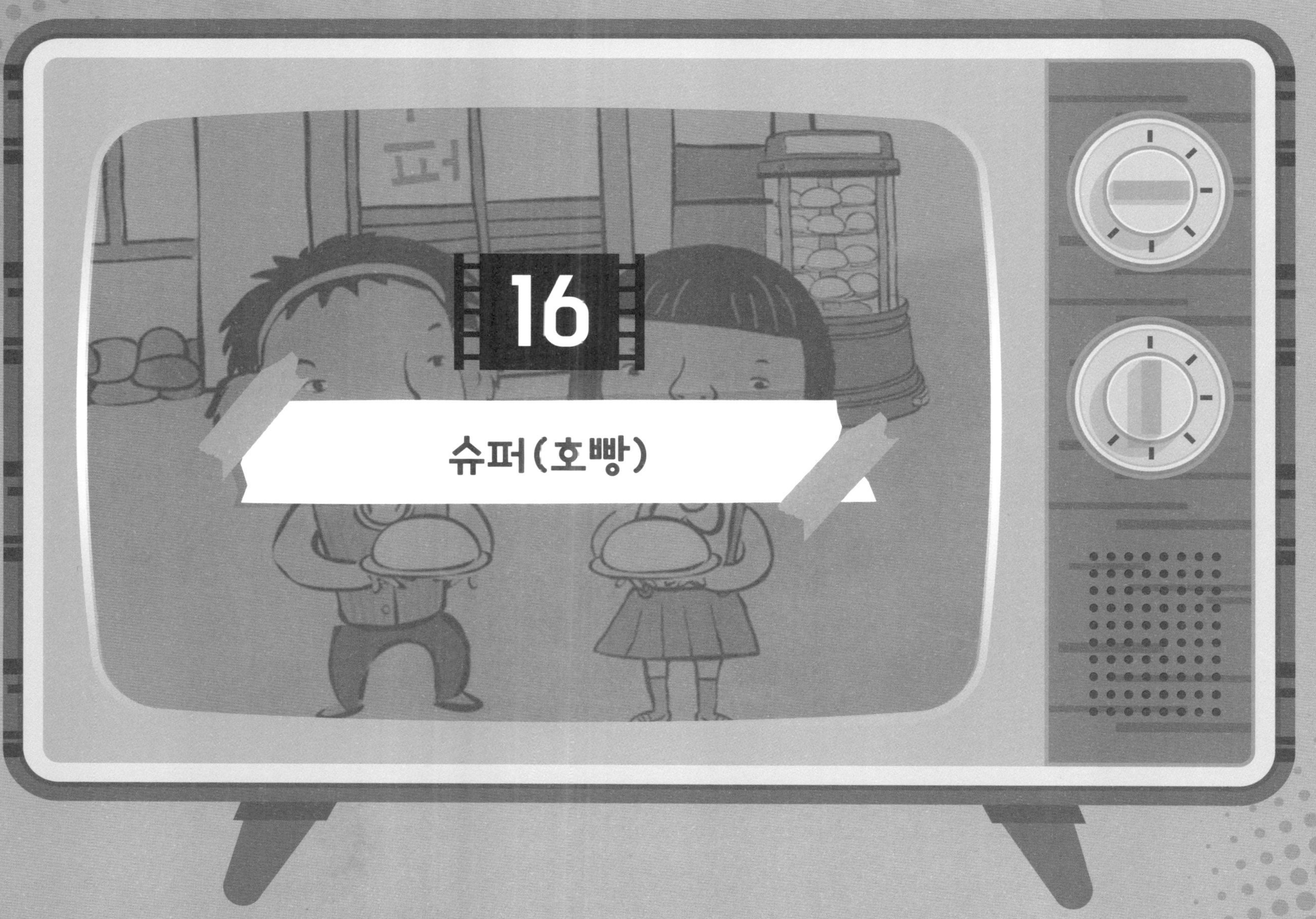
16
슈퍼(호빵)

## 16 슈퍼(호빵)

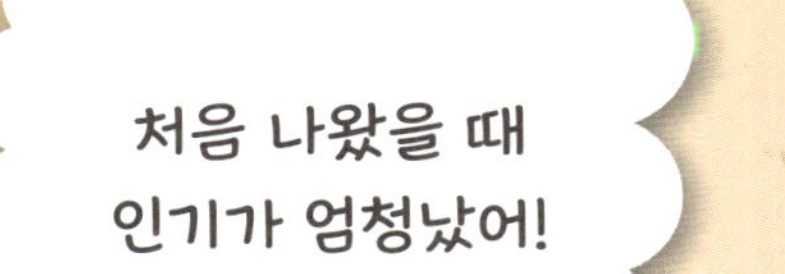


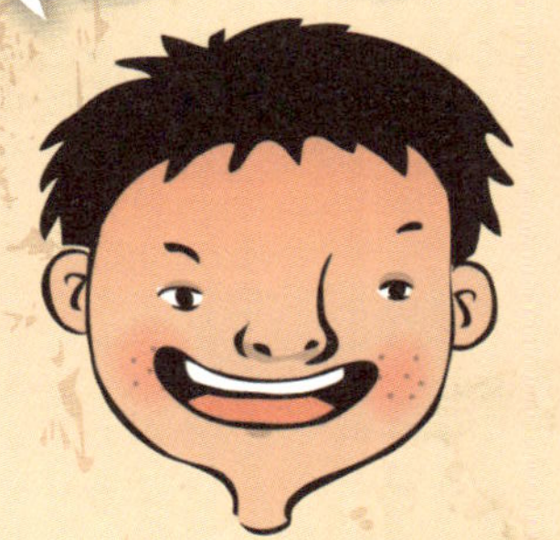

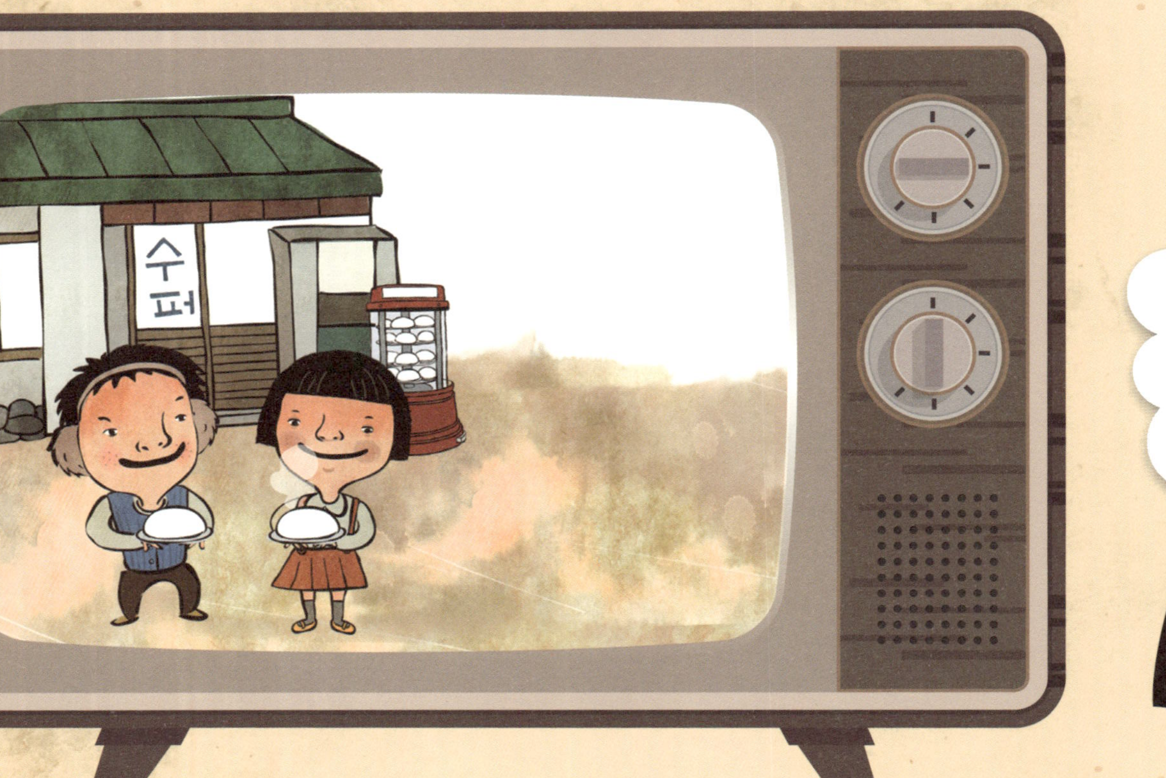


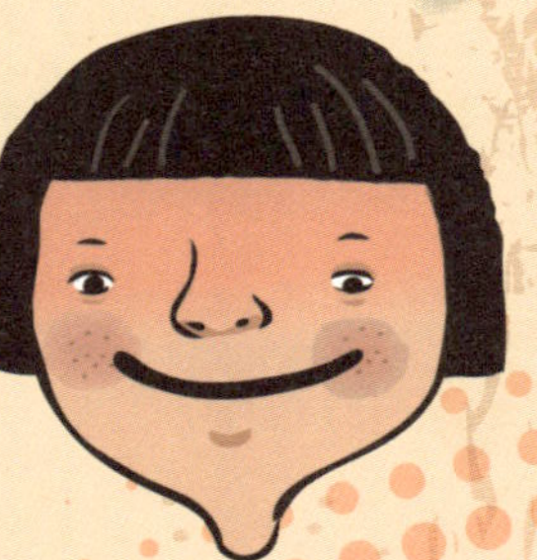

따뜻한 찐빵을
호호 불어먹어서
호빵이라지!

절취선

자유롭게 그림을 색칠해보세요.
색칠 후 그어진 선을 따라 잘라보세요.
뒷 페이지 퍼즐판에 자른 종이퍼즐을 붙여 완성해보세요.

절취선

절취선

수퍼

ART

선을 따라 자른 그림을 퍼즐판에 보이는 알맞은 모양에 붙여
종이퍼즐을 완성해보세요.

절취선

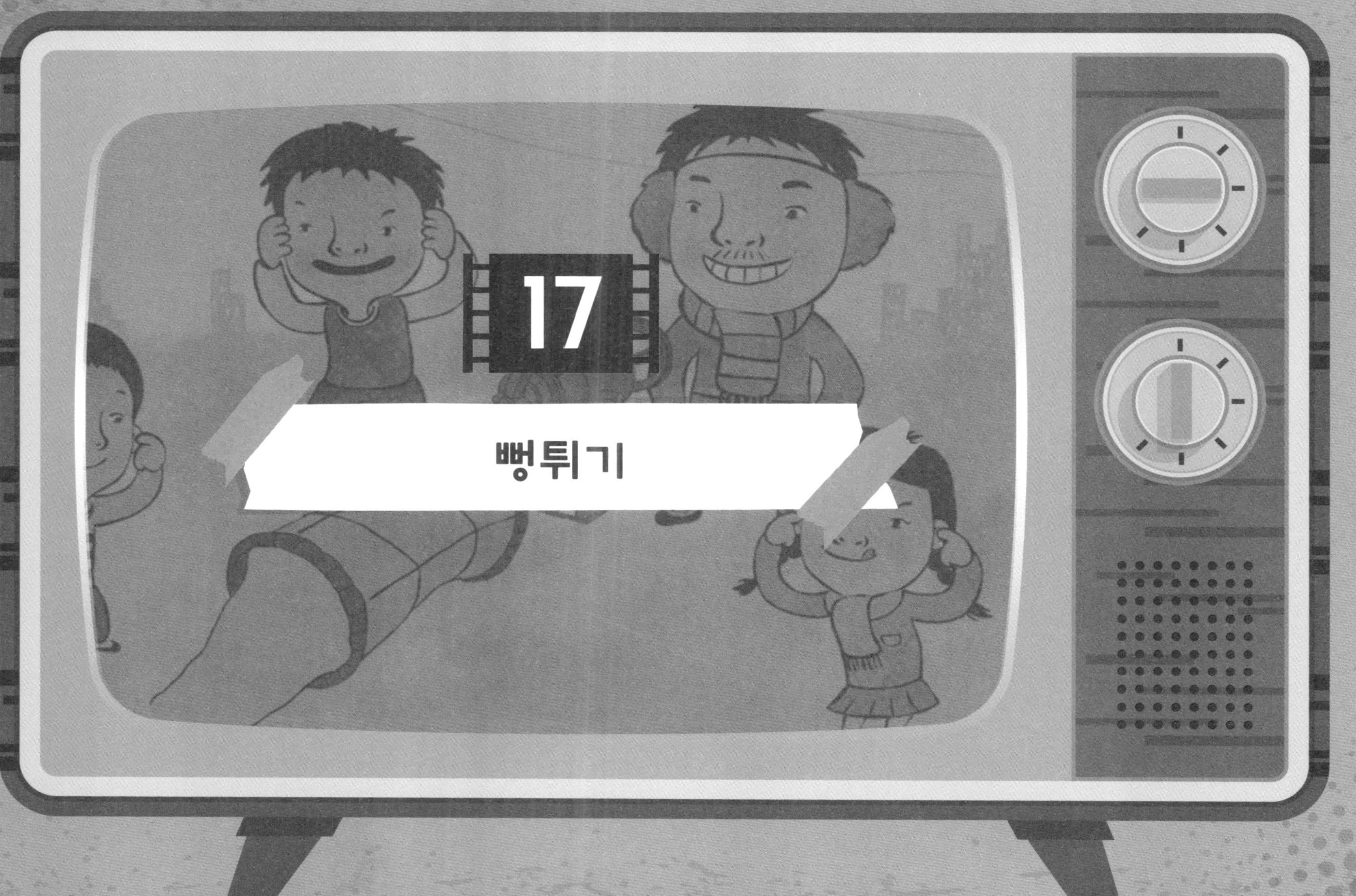
17
뻥튀기

## 17 뻥튀기

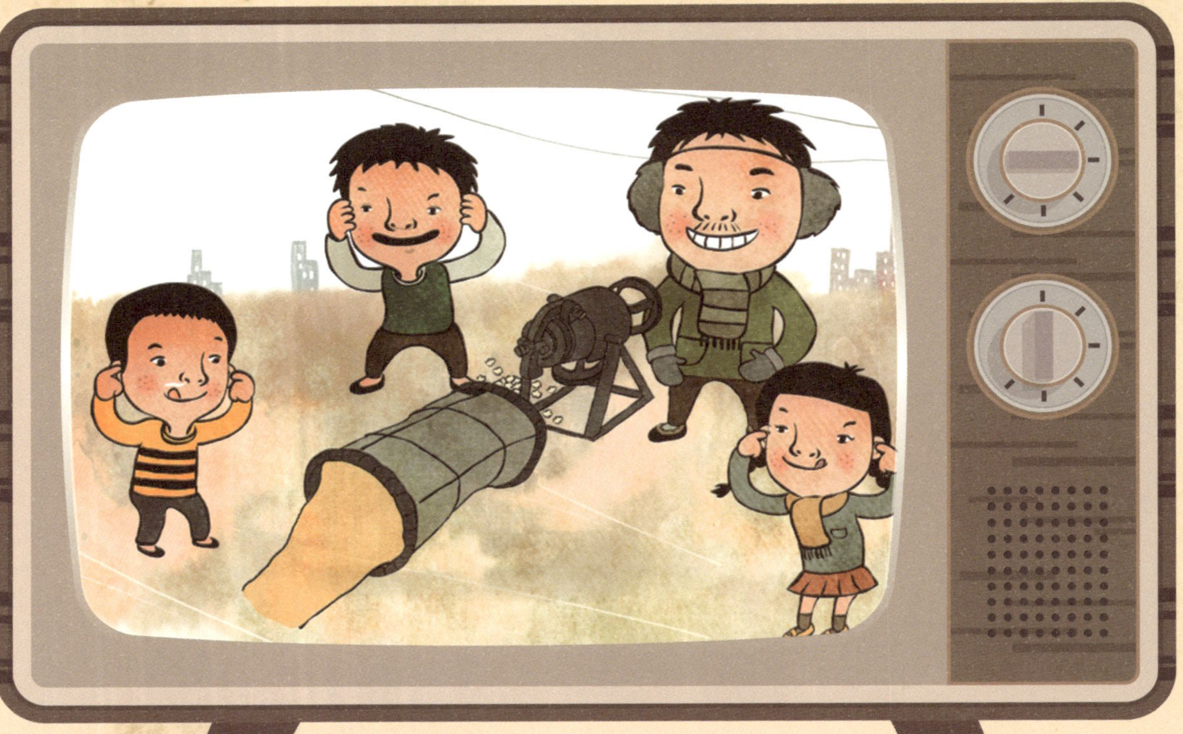

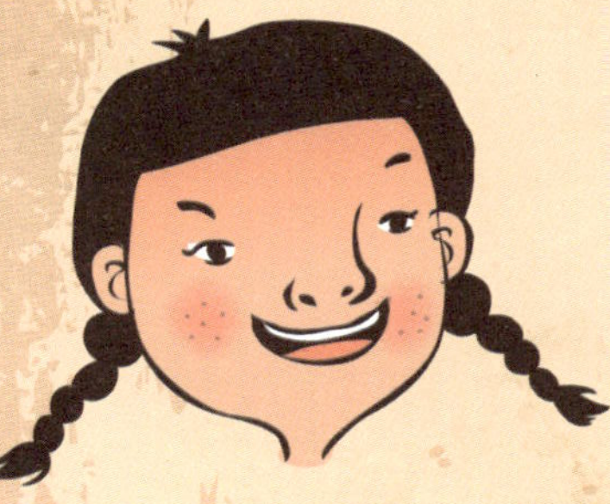

뻥 소리가 무서워
양쪽 귀를
막았었어요!

내가 오는 날이면
아이들이
마중나와있었지!

절취선

자유롭게 그림을 색칠해보세요.
색칠 후 그어진 선을 따라 잘라보세요.
뒷 페이지 퍼즐판에 자른 종이퍼즐을 붙여 완성해보세요.

절취선

절취선

선을 따라 자른 그림을 퍼즐판에 보이는 알맞은 모양에 붙여
종이퍼즐을 완성해보세요.

절취선

# 18 오뎅과 떡볶이

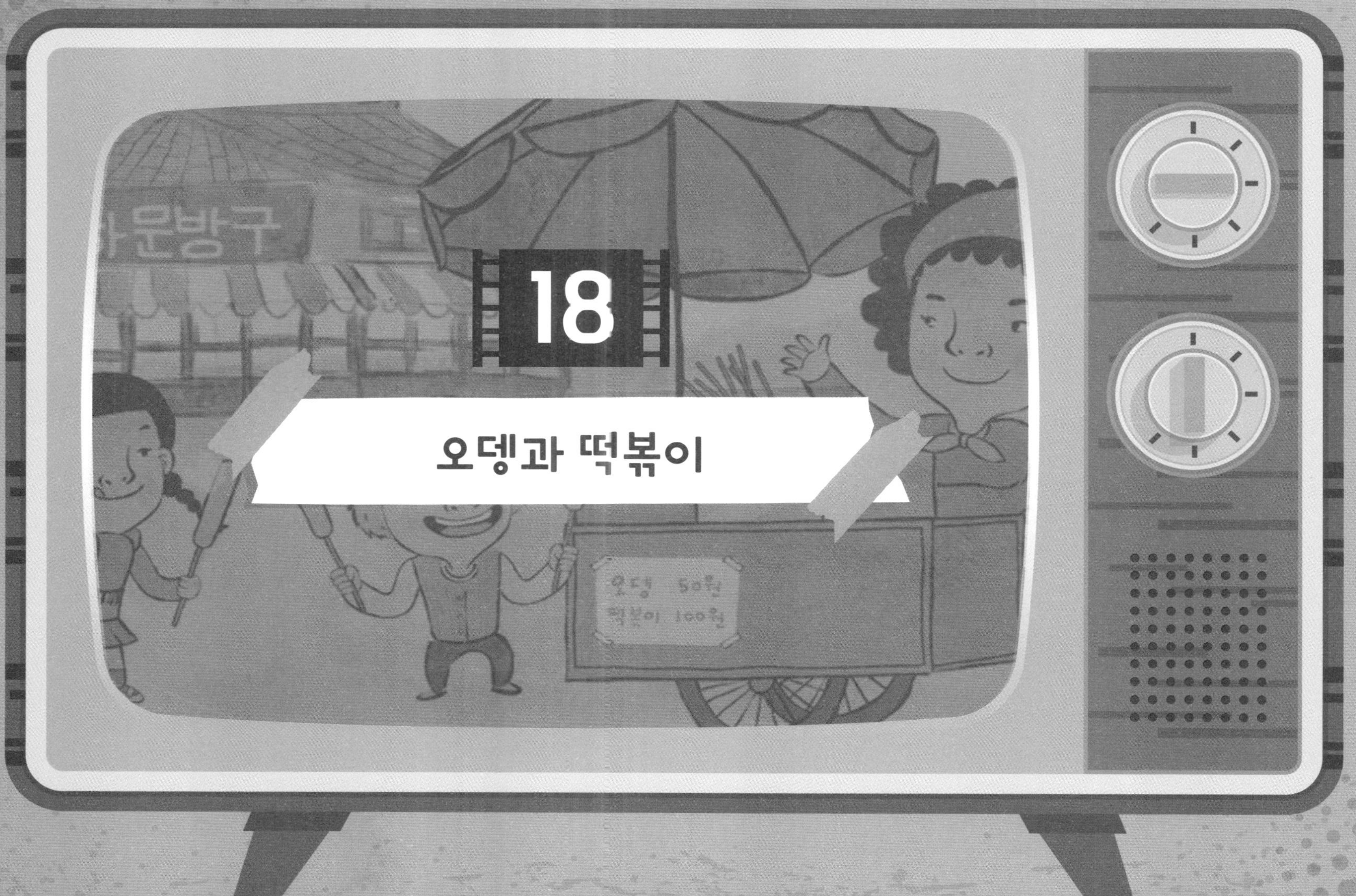

## 18 오뎅과 떡볶이

떡볶이도 맛있었지만
나한테는 조금
매웠어요!

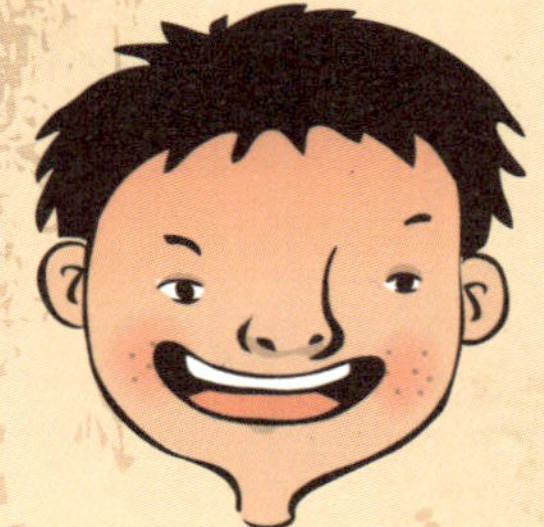

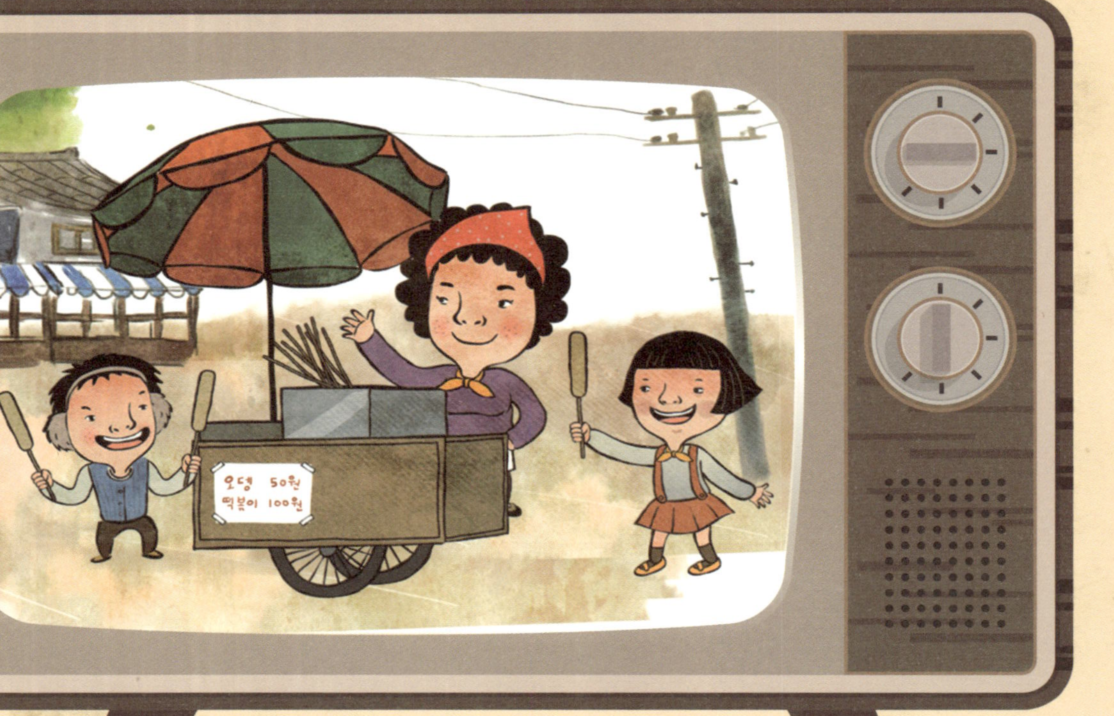


겨울에는 오뎅과
국물이 인기가
좋았지!

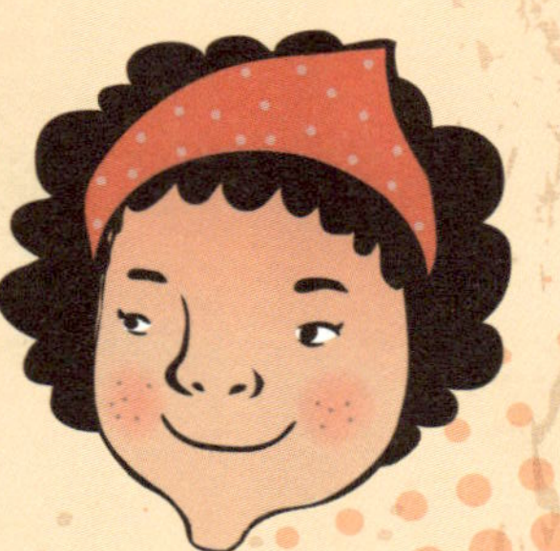

절취선

자유롭게 그림을 색칠해보세요.
색칠 후 그어진 선을 따라 잘라보세요.
뒷 페이지 퍼즐판에 자른 종이퍼즐을 붙여 완성해보세요.

절취선

절취선

은하문방구

ART

선을 따라 자른 그림을 퍼즐판에 보이는 알맞은 모양에 붙여
종이퍼즐을 완성해보세요.

절취선

은하문방구

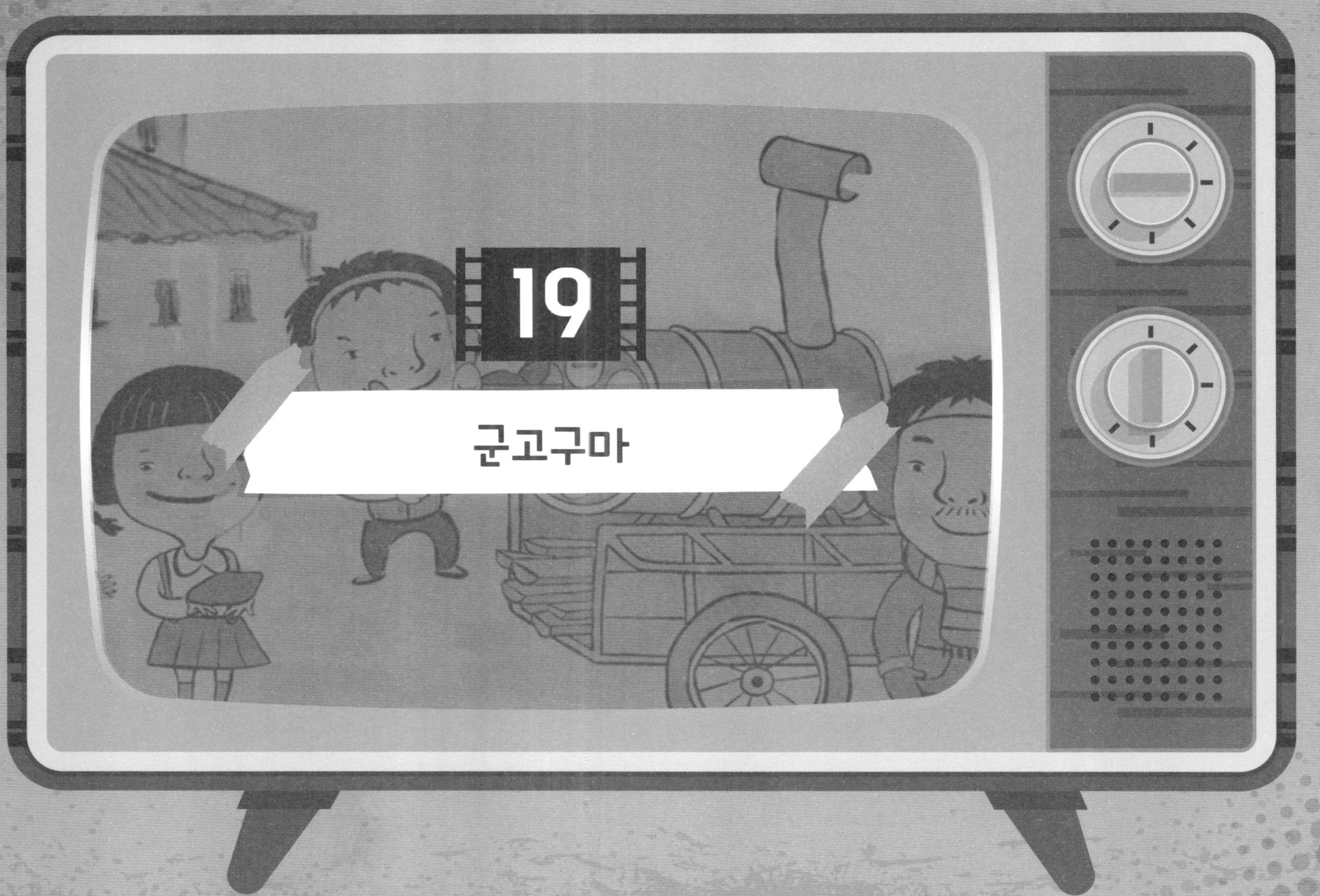
19
군고구마

## 19 군고구마

얼굴이 까매지는지도
모르고 호호
불어먹었어요!

겨울에는
누가 뭐래도
군고구마가 최고야!

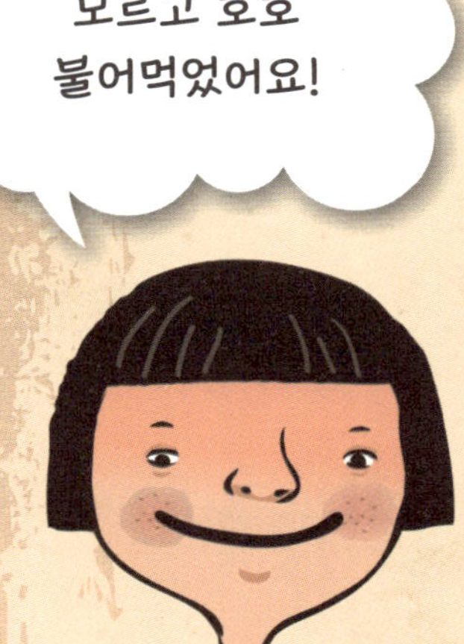

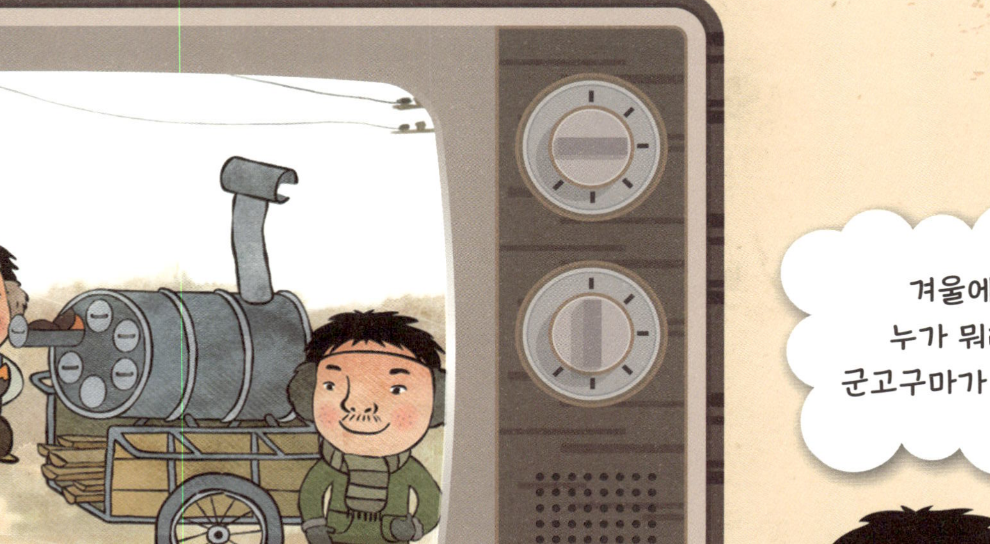

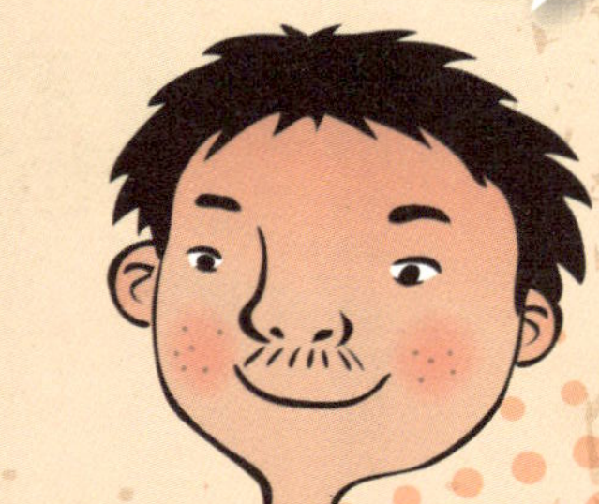

절취선

자유롭게 그림을 색칠해보세요.
색칠 후 그어진 선을 따라 잘라보세요.
뒷 페이지 퍼즐판에 자른 종이퍼즐을 붙여 완성해보세요.

절취선

절취선

선을 따라 자른 그림을 퍼즐판에 보이는 알맞은 모양에 붙여
종이퍼즐을 완성해보세요.

절취선

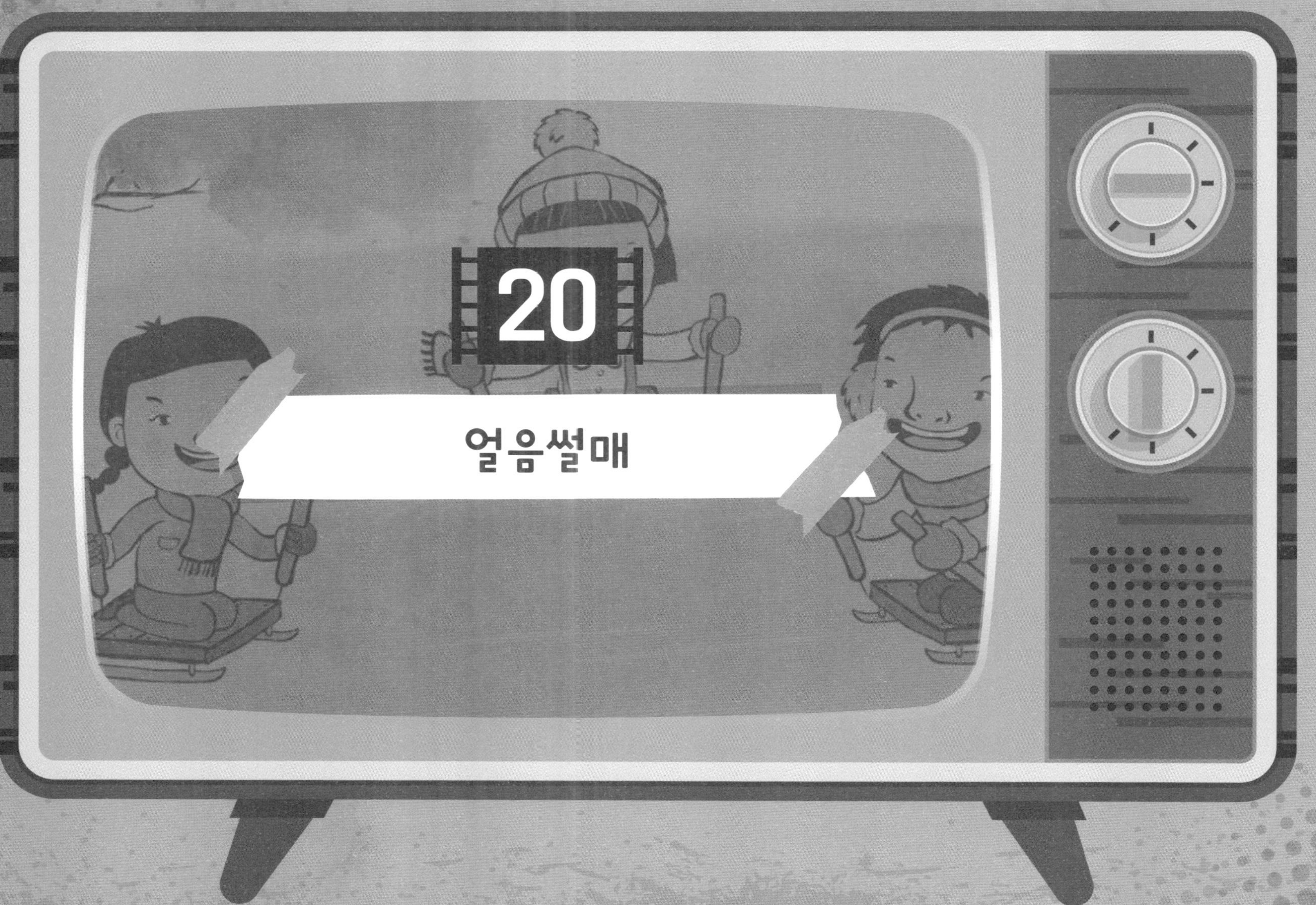
20
얼음썰매

## 20 얼음썰매

다리가 아파
오래타기는
힘들었어!

난 눈썰매보다
얼음썰매가
더 재밌더라!

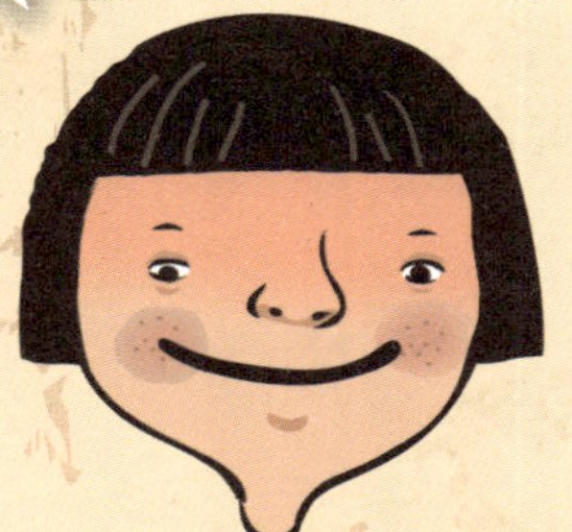

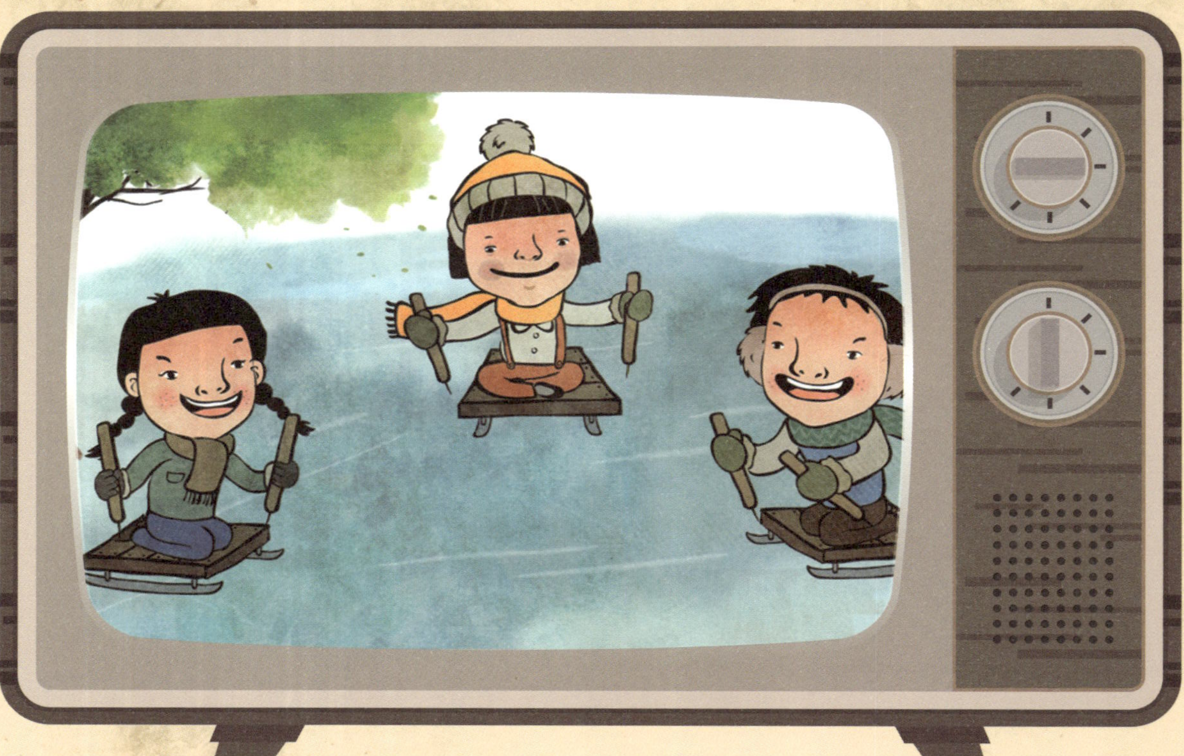

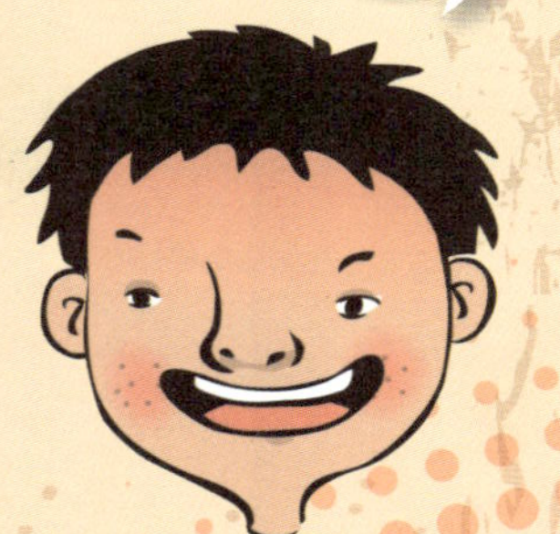

절취선

자유롭게 그림을 색칠해보세요.
색칠 후 그어진 선을 따라 잘라보세요.
뒷 페이지 퍼즐판에 자른 종이퍼즐을 붙여 완성해보세요.

절취선

절취선

선을 따라 자른 그림을 퍼즐판에 보이는 알맞은 모양에 붙여
종이퍼즐을 완성해보세요.

절취선

시니어 취미 활동북 시리즈

# 시니어를 위한 하하하

하루에 하나씩 하자!

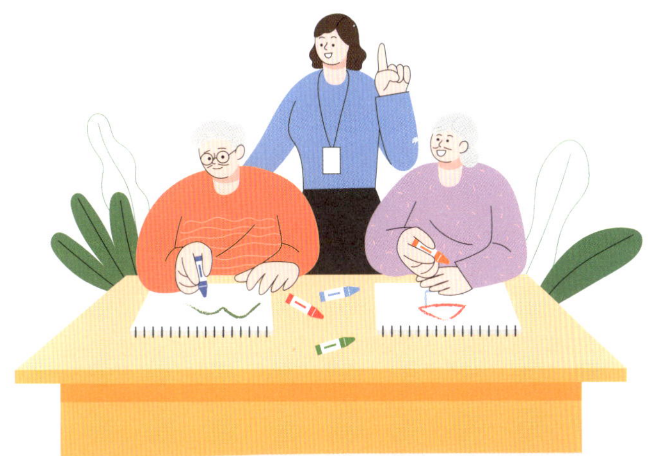

뇌 신경세포 자극으로 인지기능 향상과 치매 예방!

## 시니어를 위한 하하하 어린시절편


| | |
|---|---|
| 개정1판1쇄 발행 | 2026년 03월 05일 (인쇄 2025년 12월 23일) |
| 초 판 발 행 | 2023년 07월 10일 (인쇄 2023년 05월 31일) |
| 발 행 인 | 박영일 |
| 책 임 편 집 | 이해욱 |
| 저 자 | 시대사회복지연구소 |
| 편 집 진 행 | 노윤재 · 한주승 |
| 표지디자인 | 하연주 |
| 편집디자인 | 조은아 · 하한우 |
| 발 행 처 | (주)시대고시기획 |
| 출 판 등 록 | 제 10-1521호 |
| 주 소 | 서울시 마포구 큰우물로 75 [도화동 538 성지 B/D] 9F |
| 전 화 | 1600-3600 |
| 팩 스 | 02-701-8823 |
| 홈 페 이 지 | www.sidaegosi.com |
| I S B N | 979-11-434-0523-4 (13650) |
| 정 가 | 9,000원 |

# 시니어를 위한 하하하(하루에 하나씩 하자!) 시리즈 도서

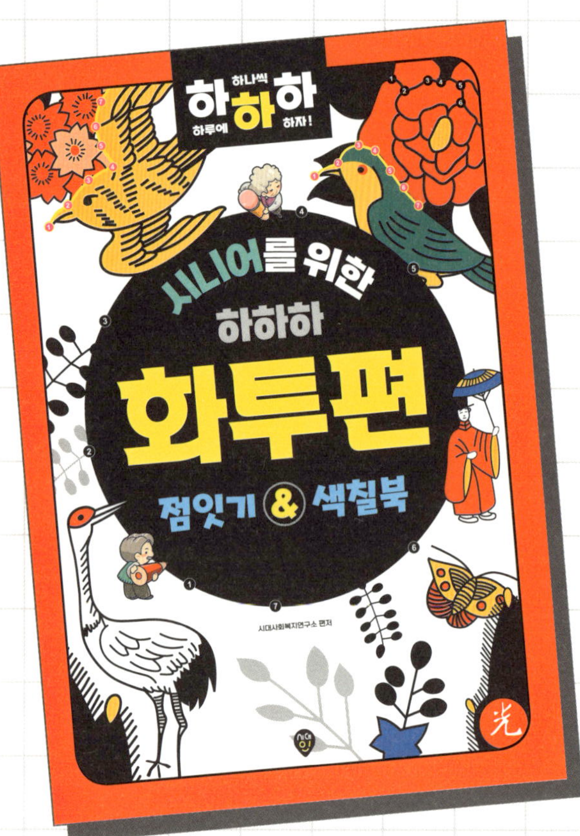


## 화투편

### 점잇기&색칠북

- 시니어에게 익숙한 화투 그림!
- 숫자를 세고 점을 이으면 인지기능과 집중력 향상!
- 펜만 있으면 할 수 있는 쉽고 간단한 취미생활!
- 잘 보이는 큰 글자와 깔끔한 그림!

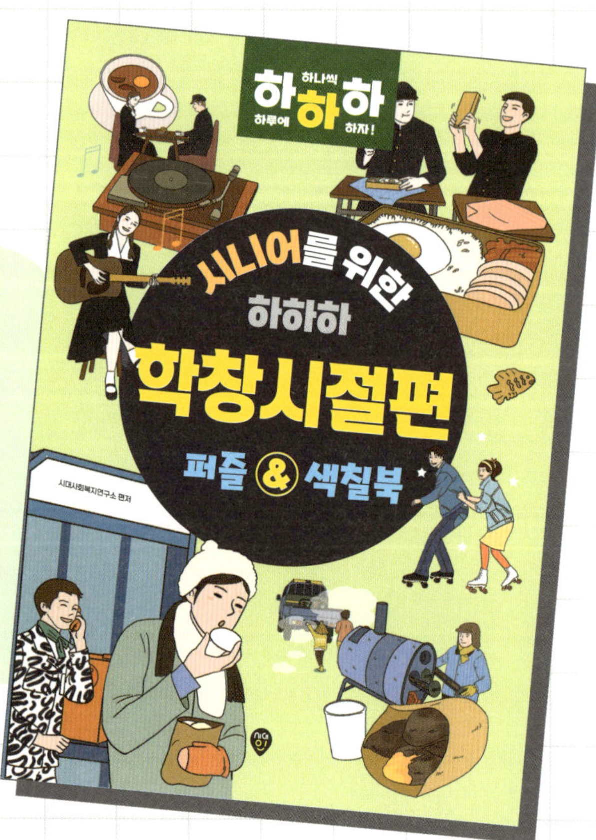


## 학창시절편

### 퍼즐&색칠북

- 추억을 떠올리게 하는 글과 그림!
- 가위질로 소근육을 단련할 수 있는 활동!
- 스트레스를 해소해 주는 간단한 취미생활!
- 퍼즐을 맞추며 인지기능과 집중력 향상!

※ 도서의 표지 및 구성은 달라질 수 있습니다.

# 한 권으로 시작하는 취미생활!

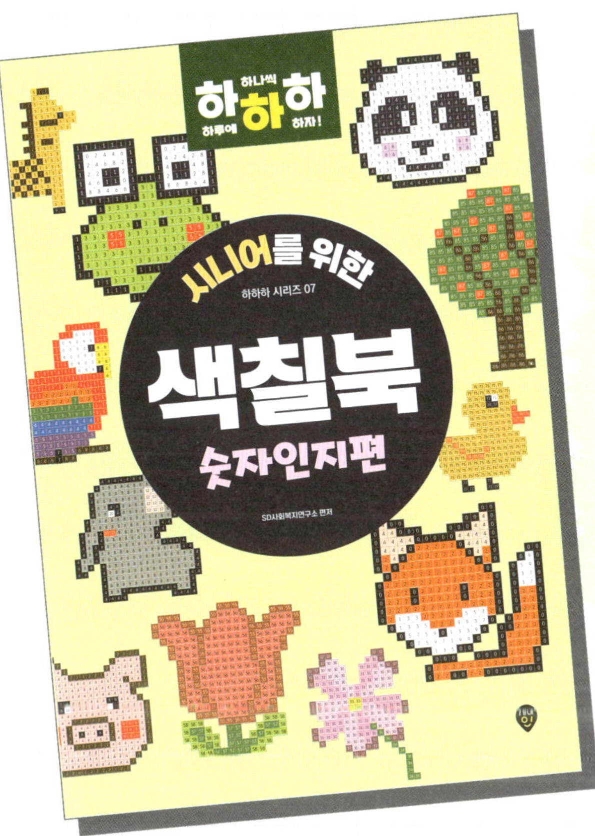


## 숫자인지편

### 색칠북

- 숫자 학습과 색칠이 결합된 인지 자극형 컬러링북!
- 동물 색칠 + 식물 십자수 붙이기 등 재미있는 구성!
- 시니어 맞춤의 큰 글씨 · 큰 도안으로 누구나 쉽게 완성!
- 휴식 · 치매 예방 · 소근육 운동까지 돕는 힐링 취미!

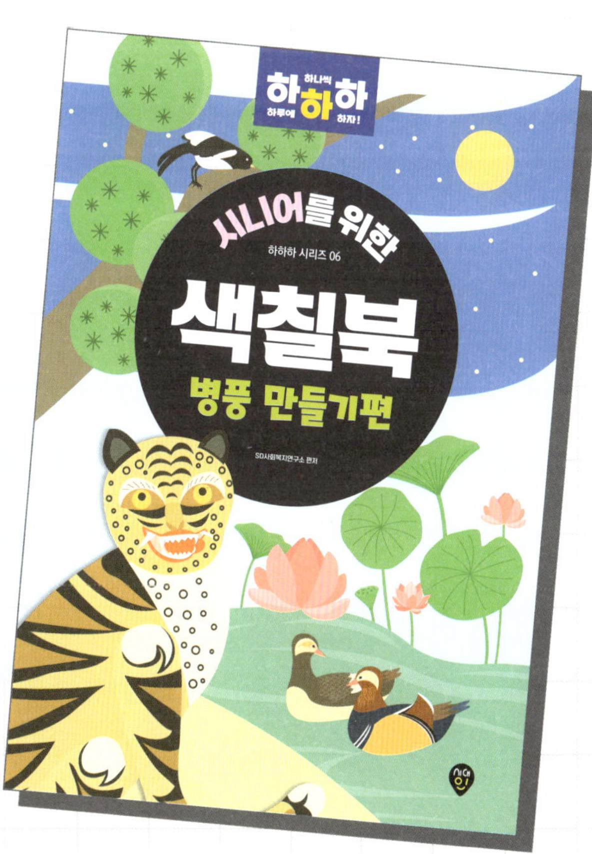


## 병풍 만들기편

### 색칠북

- 다양한 주제와 난이도의 병풍 그림!
- 색칠도구만 있으면 어디서나 할 수 있는 취미생활!
- 색칠하기로 소근육 단련과 집중력 향상!
- 색칠 후 접어서 세우면 병풍 완성!

# 시니어를 위한 하하하 시리즈 도서

하나씩 하루에 하자!

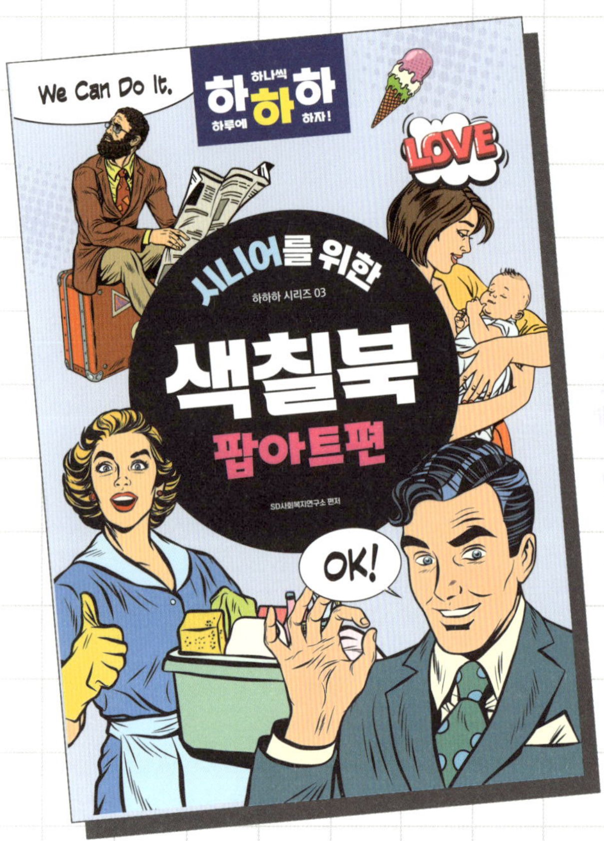


## 팝아트편

### 색칠북

- 시선을 사로잡는 유쾌한 팝아트 그림!
- 어디서나 할 수 있는 간단한 취미생활!
- 스트레스를 해소해 주는 즐거운 활동!
- 색칠하기 쉬운 그림과 원본 크기의 견본 그림 수록!

## 12지신편

### 점잇기&색칠북

- 멋있고, 귀여운 12지신 그림!
- 숫자를 세고 점을 이으면 집중력 향상!
- 색칠하기로 소근육 단련!
- 펜만 있으면 할 수 있는 쉽고 간단한 취미생활!

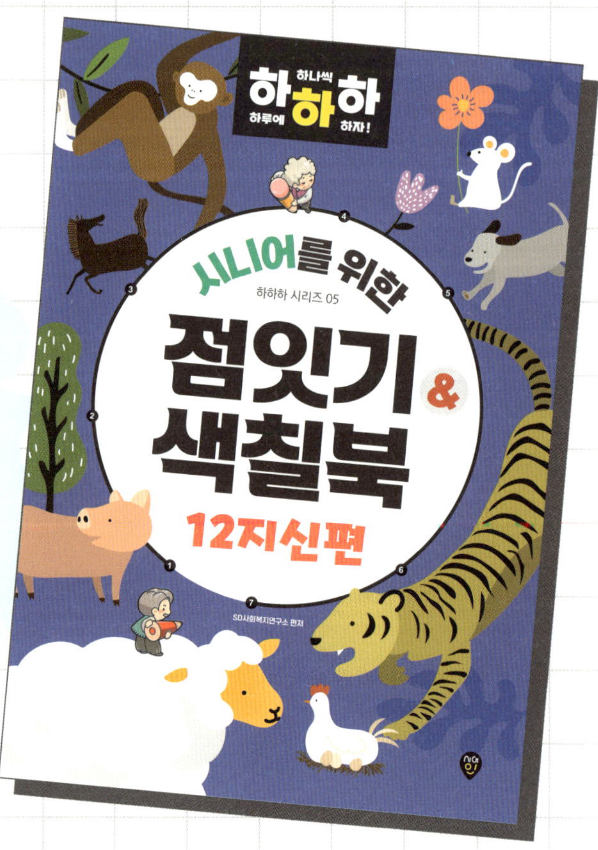


※ 도서의 표지 및 구성은 달라질 수 있습니다.